救急・集中治療領域における
感染症診療

Medical Treatment for Infectious Disease

監修　函館市病院局長／岡山大学名誉教授　**氏家 良人**

編集　東京医科歯科大学大学院教授／附属病院集中治療部部長　**重光 秀信**

　　　宝塚市立病院診療部長／感染対策室長　**小林 敦子**

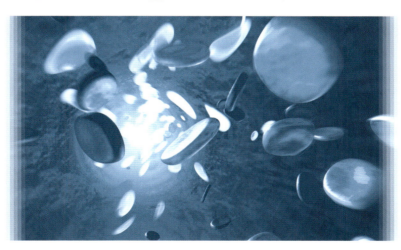

克誠堂出版

執筆者一覧

監　修　氏家　良人（函館市病院局長/岡山大学名誉教授）

編　集　重光　秀信（東京医科歯科大学大学院医歯学総合研究科生体
集中管理学分野教授/東京医科歯科大学医学部
附属病院集中治療部部長）

　　　　　　小林　敦子（宝塚市立病院診療部長/感染対策室長）

執筆者　貫井　陽子（東京医科歯科大学医学部附属病院感染制御部）

　　　　　　重光　秀信（東京医科歯科大学大学院医歯学総合研究科生体
集中管理学分野/東京医科歯科大学医学部附属
病院集中治療部）

　　　　　　鈴木　義紀（宮城県立がんセンター薬剤部・感染対策室）

　　　　　　田北　無門（聖マリアンナ医科大学救命救急センター）

　　　　　　斎藤　浩輝（聖マリアンナ医科大学横浜市西部病院救命救急
センター）

　　　　　　鈴木　克典（産業医科大学病院感染制御部）

　　　　　　伊藤　雄介（兵庫県立子ども病院小児感染症科/兵庫県立尼
崎総合医療センター感染症内科）

　　　　　小尾口邦彦（市立大津市民病院救急診療科・集中治療部）

　　　　　　若林　健二（東京医科歯科大学大学院医歯学総合研究科生体
集中管理学分野/東京医科歯科大学医学部附属
病院集中治療部）

　　　　　大下慎一郎（広島大学大学院救急集中治療医学）

　　　　　　志馬　伸朗（広島大学大学院救急集中治療医学）

　　　　　　長島　道生（東京医科歯科大学大学院医歯学総合研究科生体
集中管理学分野/東京医科歯科大学医学部附属
病院集中治療部）

牧野　　淳（横須賀市立うわまち病院集中治療部）

朝田　瑞穂（東京医科歯科大学医学部附属病院薬剤部）

矢野　寿一（奈良県立医科大学微生物感染症学講座）

中野　竜一（奈良県立医科大学微生物感染症学講座）

桑名　　司（日本大学医学部救急医学系救急集中治療医学分野）

木下　浩作（日本大学医学部救急医学系救急集中治療医学分野）

笠原　　敬（奈良県立医科大学感染症センター）

西村　光司（日本大学医学部小児科学系小児科学教室）

森岡　一朗（日本大学医学部小児科学系小児科学教室）

（執筆順）

監修者序文

　救急・集中治療の過去 20 年間の進歩は著しく、人工呼吸、血液浄化、栄養管理、鎮静・鎮痛、早期リハビリテーションなどの治療やケアの標準化がなされてきた。現在、救急・集中治療領域における大きな課題は重症感染症、特に敗血症に対する治療である。これも、2004 年の最初の Surviving Sepsis Champaign Guideline（SSCG）以降、最新の SSCG 2016 に至るまで世界中で標準的治療が模索されてきている。また、集中治療医学会世界連合（World Federation of Intensive and Critical Care Medicine：WFICCM）の呼びかけで世界各国の集中治療に携わる医療者により構成されている Global Sepsis Alliance（GSA）では 9 月 13 日を世界敗血症デーとして、敗血症減少のための普及・啓発活動を世界中で行っている。

　この重症感染症に対する治療には、①感染に対する予防対策、②感染源の病原菌に対する抗菌薬療法、そして、③呼吸・循環、栄養管理などの全身管理があるが、本書は、感染源の推定・診断および抗菌薬療法について記したものである。抗菌薬は適正な使用を行わなければ、せっかくの有効性が生かせないばかりか、耐性菌の出現や合併症の弊害が大きくなる。このような観点から、抗菌薬の適正使用が従来から指摘されており、2018 年度の診療報酬改定では抗菌薬適正使用支援チーム（antimicrobial stewardship team：AST）の活動に加算が認められるようになった。

　本書は、総論では抗菌薬療法の基本的考え方に加えて、救急・集中治療という特殊な病態下における抗菌薬の薬物動態、また、病原菌の特性などが総合的に書かれている。そして、各論では、救急・集中治療で管理される感染症別、また、耐性菌別の治療について書かれており、救急・集中治療における感染症治療を縦糸と横糸が織りなすように、そして、何よりも分かりやすく書かれている。ICU における重症患者治療はチーム医療が必須である。感染症における抗菌薬使用も医師だけでなく、その医療にかかわる薬剤師、看護師をはじめとする医療者の共通認識が必要であろう。

　本書の編集にあたった小林敦子先生と重光秀信先生、また、著者の皆さんに

v

心より敬意を払いたい。

　最後に、救急・集中治療領域において感染症治療に関与する医師、看護師、薬剤師、検査技師、すべての医療者にこの珠玉の一冊をお勧めして監修の序文とする。

2019 年 4 月吉日

函館市病院局長/岡山大学名誉教授

氏家　良人

編集にあたって
～ICU における Antimicrobial Stewardship Program（ASP)～

　ICU は院内で敗血症ショックなど最重症患者が収容されるため、他病棟に比べ、抗菌薬使用も多い傾向にある。ICU では、広域抗菌薬の使用頻度が高いこと、中心静脈カテーテルなど皮膚のバリアを貫くデバイス類の挿入が多いこと、侵襲的処置を必要とし、多数のスタッフが患者に触れること、などの理由により、多剤耐性菌（multidrug-resistant organism：MDRO）が蔓延しやすい状況にある。現に多くの ICU で多剤耐性菌のアウトブレイクが少なからず報告されてきている。MDRO から患者を守るために安全かつ効果的な抗菌薬治療を提供し、かつ耐性菌を増やさない方策のための ASP が ICU では特に必要とされる。ここで言う ASP とは以下の 5 つの要素から成る。①疾患に応じた適切な経験的治療、②Pharmacokinetics/Pharmacodynamics（PK/PD）に基づいた投与量と投与タイミングの適正化、③起炎菌の同定や感受性が判明した際の標的治療、④治療薬物モニタリング（therapeutic drug monitoring：TDM）の実施、⑤可及的速やかな抗菌薬の中止、の 5 つである。

　2018 年 4 月より、日本でも抗菌薬適正使用支援加算が新設され、抗菌薬適正使用支援チーム（antimicrobial stewardship team：AST）が新設された施設も多いだろうが、ICU は最重症の臓器不全を有する院内で最もクリティカルな患者を日常的に治療するユニットであるがゆえに、AST も安易に介入しにくいのではないだろうか。そこで、我々は感染症診療に長けた救急・集中治療医、あるいはクリティカルケアを良く理解する感染症専門医が、救急・集中治療領域での抗菌薬適正使用について解説した書籍を編集できないか、と考えた。自身が以前は集中治療医であったため、上記にあてはまる知り合いを多く有し、皆が執筆を快く引き受けてくれるという幸運に恵まれた。本書が、日々重症患者の診療に心血を注ぐ同朋の、日常診療の一助になれば幸甚である。

2019 年 4 月吉日

宝塚市立病院診療部長/感染対策室長

小林　敦子

目 次

第Ⅰ章 　 総 　論

1 救急・集中治療領域における Antimicrobial Stewardship
Program（ASP）⋯⋯⋯⋯⋯⋯⋯⋯⋯⋯⋯ 貫井　陽子、重光　秀信　3

2 救急・集中治療領域における PK/PD 理論 ⋯⋯⋯⋯⋯ 鈴木　義紀　17

3 救急・集中治療領域における抗菌薬の使い方（経験的治療）
⋯⋯⋯⋯⋯⋯⋯⋯⋯⋯⋯⋯⋯⋯ 田北　無門、斎藤　浩輝　27

4 救急・集中治療領域における抗菌薬の使い方（標的治療）
⋯⋯⋯⋯⋯⋯⋯⋯⋯⋯⋯⋯⋯⋯⋯⋯⋯⋯ 鈴木　克典　43

5 小児救急・集中治療における特殊性 ⋯⋯⋯⋯⋯⋯⋯ 伊藤　雄介　55

第Ⅱ章 　 各 　論

A 重症感染症

1 壊死性軟部組織感染症 ⋯⋯⋯⋯⋯⋯⋯⋯⋯⋯⋯⋯ 小尾口　邦彦　67

2 細菌性髄膜炎 ⋯⋯⋯⋯⋯⋯⋯⋯⋯⋯⋯⋯⋯⋯⋯⋯ 若林　健二　81

3 重症市中肺炎 ⋯⋯⋯⋯⋯⋯⋯⋯⋯⋯⋯⋯⋯⋯⋯⋯ 重光　秀信　91

4 重症院内肺炎 ⋯⋯⋯⋯⋯⋯⋯⋯⋯⋯ 大下　慎一郎、志馬　伸朗　103

5 カテーテル由来血流感染症（CRBSI）⋯⋯⋯⋯⋯⋯ 長島　道生　115

6 *Clostridioides difficile* 感染症 ⋯⋯⋯⋯⋯⋯⋯⋯ 牧野　淳　129

B 耐性菌別抗菌薬治療

1 MRSA ⋯⋯⋯⋯⋯⋯⋯⋯⋯⋯⋯⋯⋯⋯⋯⋯⋯⋯⋯ 朝田　瑞穂　143

2 CRE ⋯⋯⋯⋯⋯⋯⋯⋯⋯⋯⋯⋯ 矢野　寿一、中野　竜一　159

3 ESBL ⋯⋯⋯⋯⋯⋯⋯⋯⋯⋯ 桑名　司、木下　浩作　169

4 MDRP ⋯⋯⋯⋯⋯⋯⋯⋯⋯⋯⋯⋯⋯⋯⋯⋯⋯⋯⋯ 笠原　敬　181

5 MDRAB ⋯⋯⋯⋯⋯⋯⋯⋯⋯⋯ 西村　光司、森岡　一朗　193

キーワード索引 ⋯⋯⋯⋯⋯⋯ 205

第 I 章

総論

I. 総 論

1 救急・集中治療領域における Antimicrobial Stewardship Program(ASP)

KEY WORDS	POINTS

KEY WORDS
- 薬剤耐性
- 抗菌薬適正使用
- アクションプラン
- 迅速診断
- 感染対策

POINTS
- カルバペネム耐性腸内細菌科細菌（CRE）に代表される耐性グラム陰性桿菌は集中治療領域において重要な微生物である。
- 医療・畜水産・環境の対策まで言及した "One Health" の概念を含む薬剤耐性アクションプランが世界的に推進されている。
- ICU における抗菌薬適正使用は事前許可制・届出制の導入や処方開始後のフィードバック、薬物動態解析、施設ごとのアンチバイオグラムの使用、迅速診断の活用などがkeyとなる。
- ICU における薬剤耐性対策の推進には多職種が連携した抗菌薬適正使用プログラムの実践と適切な感染対策の遵守が重要である。

1 薬剤耐性菌の世界的拡大

　近年、薬剤耐性（antimicrobial resistance：AMR）による感染症が全世界的に拡大している。2013 年の AMR に起因する死亡者数は 70 万人と推定されるが、このまま何も対策を講じない場合、2050 年には世界で 1,000 万人の死亡が想定され、がんによる死亡者数を超えるという報告[1]がある。欧米では集中治療領域においても耐性菌の問題は深刻であり[2]、特にカルバペネム耐性腸内細菌科細菌（carbapenem-resistant *Enterobacteriaceae*：CRE）は急速に検出率が増加している（表1）。一方、国内 ICU での報告は少ないが、2011 年の調査結果では肺炎桿菌（クレブシエラ・ニューモニエ；*Klebsiella pneumoniae*）

1 救急・集中治療領域における Antimicrobial Stewardship Program（ASP） | **003**

表 1 米国 ICU で検出されるグラム陰性桿菌の薬剤耐性率

	耐性率（%）			
	キノロン系	広域セフェム	多剤	カルバペネム
エンテロバクター属	（−）	30.1〜38.5	1.4〜4.8	3.6〜4.6
クレブシエラ・ニューモニエ/オキシトカ (*Klebsiella pneumoniae/Klebsiella oxytoca*)	（−）	23.8〜28.8	13.4〜16.8	11.2〜12.8
大腸菌	31.2〜41.8	12.3〜19.0	2.0〜3.7	1.9〜3.5
アシネトバクター・バウマニ (*Acinetobacter baumannii*)	（−）	（−）	63.4〜77.6	61.2〜74.2
緑膿菌	30.5〜33.5	25.2〜28.4	14.0〜17.7	21.3〜30.2

(Sievert DM, Ricks P, Edwards JR, et al. Antimicrobial-resistant pathogens associated with healthcare-associated infections : summary of data reported to the National Healthcare Safety Network at the Centers for Disease Control and Prevention, 2009-2010. Infect Control Hosp Epidemiol 2013 ; 34 : 1-14 より一部改変引用)

のカルバペネム非感性率は 3.4％程度[3]と、欧米と比し低値である。しかし、今後東京オリンピックを控え、訪日外国人の増加やメディカルツーリズムの発展などにより、海外から耐性菌が持ち込まれるリスクも高くなるため、国内でも十分な準備と対策が必要である。

2 薬剤耐性（AMR）への各国の対応

　微生物の耐性化が進む一方、新たな抗菌薬の開発は停滞している。抗菌薬使用量と耐性菌検出頻度の相関、国境を越えた比較的短期間での耐性菌拡大も知られており、不適切な抗菌薬使用に伴う新規の薬剤耐性菌出現と国際的な伝播への対策は、喫緊の課題として認識されている[4]。よって、今後新たな抗菌薬の開発を推進するとともに、現在ある抗菌薬を正しく使用することが重要である。世界において抗菌薬適正使用の最初の大きな動きは 1995 年に米国疾病管理予防センター（Centers for Disease Control and Prevention：CDC）がキャンペーン（Get Smart About Antibiotics）を行ったことに始まる。その後各地で AMR の増加やアウトブレイクの報告が増え、2008 年に欧州抗菌薬啓発デー（11 月 8 日）が制定された。また、2011 年に世界保健機構（WHO）は世界保健デーのテーマを AMR 対策とし、"No action today, No cure tomorrow" のキャッチフレーズのもと、国際協力の重要性が示された。その後 2015 年の

表 2　AMR 対策アクションプラン

分　野	目　標
1. 普及啓発・教育	AMR に関する知識や理解を深め，専門職などへの教育・研修を推進
2. 動向調査・監視	AMR および抗菌薬の使用量を継続的に監視し，AMR の変化や拡大の予兆を的確に把握
3. 感染予防・管理	適切な感染予防・管理の実践により，AMR 菌の拡大を阻止
4. 抗菌薬の適正使用	医療，畜水産の分野における抗菌薬の適正な使用を推進
5. 研究開発・創薬	AMR の研究や，AMR 菌に対する予防・診断・治療手段を確保するための研究開発を推進
6. 国際協力	国際的視野で多分野と共同し，AMR 対策を推進

WHO 総会で AMR 対策グローバルアクションプランが発表され、人だけでなく動物や環境の観点も盛り込んだ "One Health" の視点が強調された。このような世界の流れを受け、国内でも 2016 年に厚生労働省により AMR 対策アクションプランが発表された[5]。日本のアクションプランは抗菌薬に対する AMR の発生を遅らせて拡大を防止することを目的に作成され、表 2 に示した 6 つの分野を大項目として具体的な取り組みが開始されている。

3 Antimicrobial Stewardship Program とは？

　AMR アクションプランの中で、実臨床で重要なのは適切な感染管理と抗菌薬適正使用（antimicrobial stewardship program：ASP）である。細菌感染症の治療において、患者の予後を改善するためには、病原微生物を含めて的確に感染症の診断を行い、適切なタイミングで最も効果的な抗菌薬を投与することが重要である。抗菌薬を投与することにより患者状態の改善を図ることができても、薬剤耐性菌が発生したり抗菌薬の副反応が生じたりすることがある。耐性菌や副反応のために入院期間が延長すれば医療経済的にもコストが増加する。多剤耐性菌が出現すれば、効果的な治療ができず患者の予後が不良となるおそれがある。

　抗菌薬の適正使用は、その使用量と耐性菌検出頻度の相関が知られていることから、使用量の削減に焦点が当てられることが多い。しかし、適正使用の本来の目的は、①患者の予後を改善する、②抗菌薬による有害事象を減らす、③対象となる抗菌薬の感受性を改善する、④患者ケアにおける資源利用を適正化

する、の4点であることが明示されている[6,7]。したがって、抗菌薬の使用が適正か？ という判断は、使用量の比較だけでなく、抗菌薬の使用が「どのように適正でないか」という質の評価が必要となる[8]。

誤使用（misuse）：抗菌薬が必要な感染症に、不適切な投与量・期間・経路で処方されていないか？

過剰使用（overuse）：抗菌薬が、不必要な感染症・非感染症疾患に処方されていないか？

抗菌薬の適正使用推進のためには、抗菌薬の要不要といった単純な議論だけでなく、「適切な感染症診療の普及」という本質的な目的を見据えた対策が重要となる。

4 ICUにおける抗菌薬適正使用（ASP）の重要性

米国の報告によると一般病棟に入院した患者のうち4%が病院内感染症に罹患するといわれているが、ICUではより高率であり、24時間以上入室した患者の19%が罹患すると報告されている[9,10]。また、国内ICUの多施設共同研究の結果でも同様に50.1%の患者が細菌感染症と診断され、72.6%が静注抗菌薬投与を受けていたとの報告がある[3]。

ICUで感染症患者が多くなる理由として以下のものが挙げられる[11]。

①患者が重篤
②糖尿病、慢性腎不全、肝硬変、免疫不全など基礎疾患が多彩
③病態が重篤な結果、侵襲的デバイス（血管カテーテル、尿道留置カテーテル、人工呼吸器、体外式心肺補助装置、持続血液透析、など）の装着が多くなり、微生物の侵入門戸が増加
④外傷、熱傷、急性膵炎、など感染以外で発熱を伴う全身炎症反応が存在し、鑑別診断が困難

このような背景があるため、抗菌薬開始の閾値が一般病棟よりは低下し、結果として耐性菌が発生し、さらなる広域抗菌薬を長期間使用せざるをえない状況になることが多い。よってICUでの感染症診療では、耐性菌を発生させないよう抗菌薬適正使用を推進することが重要となる。

006 | I 総論

表 3　ICU における抗菌薬適正使用支援プログラム（ASP）実践に重要な項目

ICU の ASP に必須な項目
1. 抗菌薬処方に関する前向きな監査とフィードバック
2. バンコマイシン（VCM），アミノグリコシド系，アゾール系抗真菌薬の薬物動態モニタリング
3. 抗菌薬の届出制や事前許可制，届出制の導入
4. アンチバイオグラムの使用
5. 感染対策部門との連携
6. 感染症内科医師，薬剤師との連携（可能な施設では）

ICU の ASP に有効と考えられる項目
1. 職員への適正使用に関する教育
2. 施設ごとの臨床ガイドラインの作成・周知・実践
3. デ・エスカレーションの戦略
4. 迅速診断検査の活用

ICU の ASP に不要と考えられる項目
1. 抗菌薬のサイクリング療法

(Barlam TF, Cosgrove SE, Abbo LM, et al. Implementing an antibiotic stewardship program：guidelines by the Infectious Diseases Society of America and the Society for Helathcare Epidemiology of America. Clin Infect Dis 2016；62：e51-77 より一部改変引用)

5　ICU における ASP の実践

　ICU における ASP の実践にあたって最重要なのは、いかに患者の予後を悪化させることなく、耐性菌による感染症、広域抗菌薬処方数、医療費を減少させることができるかということである。そのためには、全病院的な取り組みが必要となる。国内では、2018 年の診療報酬改定で抗菌薬適正使用支援加算が新設され、今後 ASP のさらなる推進が期待される。ASP の実践については、米国感染症学会（Infectious Disease Society of America：IDSA）および米国病院疫学学会（Society for Healthcare Epidemiology of America：SHEA）から発表された抗菌薬適正使用プログラム（antimicrobial stewardship program：ASP）実施のためのガイドラインが参考になる[12]。特に ICU における ASP 推進に重要と考えられる項目を表 3 に示した。これらの中から各医療機関の状況に応じて優先度の高いものから開始するのが望ましい。

1　救急・集中治療領域における Antimicrobial Stewardship Program（ASP）　　007

a. 抗菌薬処方開始前の介入

　抗菌薬処方前の介入としては、抗菌薬の許可制や届出制が挙げられる。対象となる抗菌薬としては、広域スペクトラムを有する抗菌薬、抗メチシリン耐性黄色ブドウ球菌（methicillin-resistant *Staphylococcus aureus*：MRSA）薬などが選択されることが多い。米国の大学病院などで、感染症内科医や感染症を専門とする薬剤師のマンパワーが充実している施設では抗菌薬の事前許可制を導入しており、抗菌薬使用量の減少と抗菌薬コスト減少が報告されている[13,14]。しかし、許可制単独の介入で耐性菌の発生率を減少させることや患者予後の改善につながることを明確に示した報告はない。また、許可がおりるまでの時間がかかり、抗菌薬投与の開始が遅れ、予後の悪化につながるというリスクもある[13]。よって、施設の状況によっては、集中治療領域における抗菌薬初回投与は許可がなくても投与可能とすることや届出制の導入により、後日介入を受けるシステムも検討されうる。

b. 抗菌薬処方後の介入

　抗菌薬処方後の介入とは、感染症診療のフィードバックのことである。米国ICUでは一般的に、ICUスタッフの回診の際にantimicrobial time-outを行い、感染症の診断は適切か、また抗菌薬の種類・量・投与方法・期間は適切かを見直す機会を設けている。このアプローチの有効性はさまざまな研究で示されている[15]。また必要な症例は感染症内科へのコンサルテーションを行い、協力して治療を進めることも重要である。

　抗菌薬のデ・エスカレーション（de-escalation）とは経験的に投与された広域抗菌薬を培養結果に基づいて狭域の抗菌薬に変更すること、もしくは培養結果や臨床経過に基づいて中止する方法である。これにより耐性菌を誘導する可能性のある広域抗菌薬の曝露を減少させ、医療コストの削減も期待できる。この手法はICUのような初期治療に広域抗菌薬が処方されるような状況では有益であり、不必要な抗菌薬の削減、医療コストの削減、患者の予後の改善につながる[16,17]。また適切なデ・エスカレーションのためには抗菌薬開始前の細菌培養検体の提出が必須である[18,19]。

　抗菌薬投与の適正化とは患者の背景に応じた投与量の調節（例えば腎機能に応じた投与量の変更）、疾患に応じた投与量の調節（例えば、感染性心内膜炎、

コラム Time-Out

タイムアウト（Time-Out）は米国の病院を認定する機関である Joint Commission が 2003 年に、外科的手技を行う前に患者の手技に直接かかわる術者と看護師などを含むチームの皆が同時に、医療安全の観点から手技にかかわる確認事項を必須化したことが始まりである。それからタイムアウトは外科的手技にとどまらず、医療安全の視点からの確認行為としてあらゆる医療行為に広く使用されるようになった。

これを引用し、東京医科歯科大学の集中治療部では抗菌薬の適正使用を促すことを目的とし、ICU 専従医師が主導で ICU 内での抗菌薬使用に関して行うことを始めた。

当院のタイムアウトは、抗菌薬投与日を 0 日目とし抗菌薬使用後 3 日目、7 日目、14 日目に行い、毎朝行われている多職種回診の際に抗菌薬の対象疾患と適応、臨床上有効性、培養結果に基づいた変更が適切に行われているか、想定治療期間の確認を行っている。

髄膜炎、骨髄炎に対する治療）、薬物の PK/PD（pharmacokinetics/pharmacodynamics；薬物動態学/薬力学）に応じた投与量の調節を指す。PK/PD 理論を応用して重症例や耐性菌感染症治療の際には β-ラクタム系薬の持続投与や 1 回投与時間の延長を行うことがある[20]。

c. 迅速診断検査の活用

感染症の診断において微生物学的に原因菌を分離・同定し、抗菌薬感受性を測定することは極めて重要である。しかし、従来の検査方法は結果が得られるまでに一定の時間を要することから、適正な抗菌薬を迅速に開始することに必ずしも寄与しなかった。これを補う目的で感染症の原因微生物を推定するために迅速診断法を応用し、不必要な抗菌薬処方を抑制し、狭域スペクトラムの抗菌薬の選択に誘導すること、あるいは早期抗菌薬終了に導くことは ASP の観点から有用である[21]。近年注目されているのが、マトリックス支援レーザー脱離イオン化飛行時間型質量分析計（matrix assisted laser desorption/ionization-time of flight mass：MALDI-TOF MS）による微生物の同定法である。病原体に由来するタンパク質成分のマススペクトルのパターンからわずか 10 分足ら

ずで病原体の同定が可能となった。従来の感染症検査のワークフローを一変させる技術革新といえる。日本では2011年から臨床微生物の現場で使用が開始され、現在約150の施設で導入されている。2018年4月には保険点数の加算も新設されたため、今後全国で急速に普及することが予想される。MALDI-TOF MSによるASPの効果として、有効な抗菌薬開始までにかかった時間の短縮（30.1時間→20.4時間）や入院期間の短縮（14.2日→11.4日）、死亡率の低下、コストの削減などが報告されている[22,23]。また、米国ではMultiplex PCR法を使用したメチシリン耐性・感受性黄色ブドウ球菌の鑑別法やカルバペネム耐性遺伝子の検出なども実際に使用されており、ASPに効果を上げている[24]。

また、近年ASPを推進するうえで、プロカルシトニン値を指標として、抗菌薬の開始や終了を検討し、良好な成績を示す報告もある。救急部門での下気道感染症患者を対象にした多施設共同研究ではプロカルシトニン値に基づいたアルゴリズムにそって抗菌薬処方を決定した群では、コントロール群と比し、不利益なアウトカム発生には差を認めず、抗菌薬曝露期間が有意に減少したと報告されている[25]。ただし、プロカルシトニン値は細菌感染症のみではなく、心肺停止蘇生後・熱傷・外傷などの因子でも上昇することがあるため、解釈にあたっては十分な検討が必要である。

d. アンチバイオグラムの活用

アンチバイオグラムとは特定の施設における微生物の感受性データを集めたものである。アンチバイオグラムは経験的な抗菌薬の選択に役立ち、細菌の耐性パターンのモニターの役割も果たす。病院全体のアンチバイオグラムはすでに多くの施設で作成されているが、ICUでは一般的に大腸菌（*Escherichia coil*）や緑膿菌（*Pseudomonas aeruginosa*）などの感受性率が一般病棟よりも低下していることが多いため[26]、ICUに特化したアンチバイオグラムを作成することは抗菌薬の初期治療に有用である。

e. 抗菌薬サイクリング

抗菌薬サイクリングとは特定の抗菌薬をある一定期間で計画的に変更する手法である。理論的には抗菌薬サイクリングにより、耐性菌の感受性の回復や耐性菌選択の防止が期待される。しかしサイクルの期間の長さや選択する抗菌薬のクラスに定まったものはない。抗菌薬サイクリングでは投与を中止している

期間はその抗菌薬に対する耐性菌は減少するが、投与を再開すると再びその抗菌薬に対する耐性菌が増加することが示されており[27]、ASP では一般に推奨されない。

　上記のポイントを主として ICU における ASP を推進する。ASP の担当者は施設によりさまざまである。米国では一般的に感染症や ASP の教育を受けた薬剤師が感染症内科の医師と協力しながら進めている報告が多い[28,29]。一方、国内では感染対策チームの担当者が ASP も兼務していることが多く、感染症内科専門医が圧倒的に不足していることが大きな問題点である。将来的には ICU に常勤の感染症内科医師を配置し、中心的な役割を果たすことが望ましい[30]。また可能であれば微生物検査技師など多職種との連携推進が望ましい。

　最後に当院での ASP 活動の実践について記す。当院では ICU において毎朝多職種ミーティングを行っている。その際、ICU 薬剤師が、抗菌薬開始 3 日後、7 日後に antimicrobial time-out を行い、抗菌薬の必要性・選択の妥当性について診療科医師とディスカッションする。また、特に治療に難渋するケースでは週に一度、ICU 医師・薬剤師・診療科医師が感染制御部所属の感染症内科専門医とともに、症例について詳細な検討を行い、ASP を組織横断的に推進している。

6　ASP の評価

　ASP の最終目標には抗菌薬処方の質改善である。ASP が成功したか否かを評価するためには、抗菌薬使用（プロセス）の変化だけでなく、変化に伴うアウトカムを測定する必要がある。プロセス指標としては、抗菌薬使用状況、治療薬物モニタリング（therapeutic drug monitoring：TDM）実施率、各種ガイドライン遵守率、培養検体提出率などがあり、アウトカム指標には死亡率、耐性菌患者の発生率、入院期間、医療コストなどがある。これまでの報告は前述のようにプロセス指標を基にしたものが多数であった。今後 ICU における ASP のさらなる推進のためには各施設でアウトカムを含めた優れた解析を行うことが重要である。

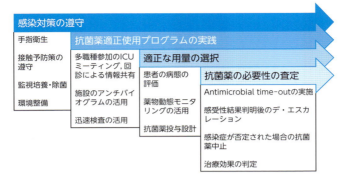

図 1　ICU における AMR への集学的アプローチ
(Waele J, Akoba M, Antonelli M, et al. Antimicrobial resistance and antibiotic stewardship programs in the ICU : insistence and persistence in the fight against resistance. A position statement from ESICM/ESCMID/WAAR round table on multi-drug resistance. Intensive Care Med 2018 ; 44 : 189-96 より一部改変引用)

7　ICU における ASP の展望

　2017 年に報告された成人 ICU 領域の多剤耐性グラム陰性桿菌制御のメタ解析の結果では、AMR 推進のためには ASP 単独よりも適切な感染対策（手指衛生・接触予防策の遵守）、環境整備、監視培養と除菌、感染巣のコントロールを併用するほうが有効であると示された[31]。

　図 1[32]に ICU における AMR への望ましい集学的アプローチを示した。各部署が連携して取り組むことが重要と考えられる。

【文　献】

1) O'Neill J. Antimicrobial Resistance : Tackling a crisis for the health and wealth of nations. UK : 2014.
2) Sievert DM, Ricks P, Edwards JR, et al. Antimicrobial-resistant pathogens associated with healthcare-associated infections : summary of data reported to the National Healthcare Safety Network at the Centers for Disease Control and Prevention, 2009-2010. Infect Control Hosp Epidemiol 2013 ; 34 : 1-14.
3) Ohnuma T, Hayashi Y, Yamashita K, et al. A nationwide survey of

intravenous antimicrobial use in intensive care units in Japan. Int J Antimicrob Agents 2018 ; 51 : 636-41.

4) Albrich WC, Monnet DL, Harbarth S. Antibiotic selection pressure and resistance in *Streptococcus pneumoniae* and *Streptococcus pyogenes*. Emerg Infect Dis 2004 ; 10 : 514-7.

5) 厚生労働省．国際的に脅威となる感染症対策関係閣僚会議．薬剤耐性（AMR）対策アクションプラン 2016-2020．https://www.mhlw.go.jp/stf/seisakunitsuite/bunya/0000120172.html（2018 年 12 月閲覧）

6) Dellit TH, Owens RC, McGowan JE Jr, et al. Infectious Diseases Society of America and the Society for Healthcare Epidemiology of America guidelines for developing an institutional program to enhance antimicrobial stewardship. Clin Infect Dis 2007 ; 4 : 159-77.

7) Barlam TF, Costgrove SE, Abbo LM, et al. Implementing an Antibiotic Stewardship Program : Guidelines by the Infectious Diseases Society of America and the Society for Healthcare Epidemiology of America. Clin Infect Dis 2016 ; 62 : e51-77.

8) Centers for Disease Control and Prevention. Antibiotics aren't always the answer. http://www.cdc.gov/reatures/getsmart/（accessed Dec, 2018）

9) Magill SS, Edwards JR, Bamberg W, et al. Multistate point prevalence survey of health care associated infections. N Engl J Med 2014 ; 370 : 1198-208.

10) Alberti C, Brun-Buisson C, Burchardi H, et al. Epidemiology of sepsis and infection in ICU patients from an international multicenter cohort study. Intensice Care Med 2002 ; 28 : 108-21.

11) 国立大学病院集中治療部協議会ICU感染制御CPG改訂委員会編．ICU感染防止ガイドライン（改訂第 2 版）．東京：じほう；2013．

12) Barlam TF, Cosgrove SE, Abbo LM, et al. Implementing an antibiotic stewardship program : guidelines by the Infectious Diseases Society of America and the Society for Helathcare Epidemiology of America. Clin Infect Dis 2016 ; 62 : e51-77.

13) White AC Jr, Atmar RL, Wilson J, et al. Effects of requiring prior authorization for selected antimicrobials ; expenditures, susceptibilities, and clinical outcomes. Clin Infect Dis 1997 ; 25 : 230-9.

14) Guarascio AJ, Slain D, McKnigjt R, et al. A matched-control evaluation of an antifungal bundle in the intensive care unit at a university teaching hospital. Int J Clin Pharm 2013 ; 35 : 145-8.

15) Solomon DH, Van Houten L, Glynn RJ, et al. Academic detailing to improve use of broad spectrum antibiotics at an academic medical center. Arch Intern Med 2001 ; 161 : 1897-902.

16) Singh N, Rogers P, Atwood CW, et al. Short-course empiric antibiotic therapy for patients with pulmonary infiltrates in the intensive care unit ; a proposed solution for indiscriminate antibiotic prescription. Am J Respir Crit Care Med 2000 ; 162 : 505-11.

17) De Waele JJ, Ravyts M, Depuydt P, et al. De-escalation after empirical meropenem treatment in the intensive care unit ; fiction or reality? J Crit Care 2010 ; 25 : 641-6.

18) Dellinger RP, Levy MM, Rhodes A, et al. Surviving sepsis campaign : international guidelines for management of severe sepsis and septic shock 2012. Crit Care Med 2013 ; 41 : 580-637.

19) American Thoracis Society, Infectious Disease Society of America. Guidelines for the manatement of adults with hospital acquired ventilator associated, and healthcare associated pneumoniae. Am J Respir Crit Care Med 2005 ; 171 : 388-416.

20) Lodise TP Jr, Lmaestro B, Drusano GL, et al. Piperacillin-tazabactam for Pseudomonas aeruginosa infection ; clinical implications of an extended-infusion dosing strategy. Clin Infect Dis 2007 ; 47 : 357-63.

21) Doern CD. Integration of technology into clinical practice. Clin Lab med 2013 ; 33 : 705-29.

22) Huang AM. Impact of rapid organism identification via matrix-associated laser desorption/ionization time-of-flight combined with antimicrobial stewardship team intervention in adult patients with bacteremia and candidemia. Clin Infect Dis 2013 ; 57 : 1237-45.

23) Perez KK. Integrating rapid pathogen identification and antimicrobial stewardship significantly decreases hospital costs. Arch Pathol Lab Med 2013 ; 137 : 1247-54.

24) Karri A, Katherine K, Graeme N, et al. Review of rapid diagnostic tests used by antimicrobial stewardship programs. Clin Infect Dis 2014 ; 59 : S135-45.

25) Shuetz P, Christ-Crain M, Thomann R, et al. Effect of procalcitonin-based guidelines vs standard guidelines on antibiotic use in lower respiratory tract infections. JAMA 2009 ; 302 : 1059-66.

26) Heintz B, Halilovic J. Lessons learned from surveillance of antimicrobial susceptibility of Pseudomonas aerginosa at a large academic

medical center. Pharmaceuticals 2010 ; 3 : 1070-83.

27) Gerding DN, Larson TA, Hughes RA, et al. Aminoglycoside resistance and aminoglycoside usage ; ten years of experience in one hospital. Antimicrob Agents Chemother 1991 ; 35 : 1284-90.

28) DiazGranados CA. Prospective audit for antimicrobial stewardship in intensive care : impact on resistance and clinical outcomes. Am J Infect Control 2012 ; 40 : 526-9.

29) Katsios CM, Burry L, Nelson S, et al. An antimicrobial stewardship program improves antimicrobial treatment by culture site and the quality of antimicrobial prescribing in critically ill patients. Crit Care 2012 ; 16 : R216.

30) Chou AF, Graber CJ, Jones M, et al. Charcteristics of antimicrobial stewardship program at veterans affairs hospitals : result of a nationwide survey. Infect Control Hosp Epidemiol 2016 ; 37 : 645-54.

31) Teerawattanpong N, Kengkla K, Dilokthornsakul P, et al. Prevention and control of multidrug-resistant gram negative bacteria in adult intensive care units : a systematic review and network meta-analysis. Clin Infect Dis 2018 ; 64 : S51-60.

32) Waele J, Akoba M, Antonelli M, et al. Antimicrobial resistance and antibiotic stewardship programs in the ICU : insistence and persistence in the fight against resistance. A position statement from ESICM/ESCMID/WAAR round table on multi-drug resistance. Intensive Care Med 2018 ; 44 : 189-96.

（貫井　陽子、重光　秀信）

I. 総 論

2 救急・集中治療領域における PK/PD 理論

KEY WORDS

- 敗血症
- 抗菌薬
- 薬物動態学/薬力学（PK/PD）
- 持続血液濾過透析（CHDF）
- ショック肝

POINTS

- 敗血症患者では血管透過性亢進による体液分布異常のため、水溶性薬物（特にβ-ラクタム薬）の薬物動態が劇的に変化する。
- 敗血症性ショック患者と非敗血症性ショック患者では水溶性薬物の薬物動態の考え方が異なるが、いずれの場合も初回投与量は常用量で投与することが重要である。
- 腎性腎不全患者の敗血症では、残腎クリアランスと腎代替療法クリアランスに基づき投与量を決定するが、わずかに増量補正が必要である。除水可能になった後にそのときのクリアランス基づき投与量を調節する。
- 敗血症に伴う腎前性腎不全ではリフィリングまで常用量で投与継続し、循環動態安定化後に腎クリアランスに基づき減量する。ただし、腎性腎不全に移行した場合には減量が必要になる。
- ショック肝での薬物動態は未解決問題である。腎排泄型の薬物を選択するか、血中濃度が測定可能な薬物では血中濃度を測定し、慎重に投与する。

── はじめに ──

　敗血症に陥った患者の抗菌化学療法の問題点は、高サイトカイン血症、高度の炎症亢進、それに伴う体液分布異常や循環不全、臓器障害、持続腎代替療法の施行などが挙げられる。

　重症感染症患者のこれらの問題を考えるうえで、抗菌薬の薬物動態学/薬力学（pharmacokinetics/pharmacodynamics：PK/PD）理論の応用が必要になる。

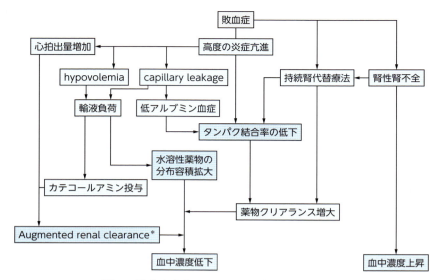

図1 敗血症患者で問題になる薬物動態の変化
＊：Augmented renal clearance：eGFR_標準＞130 mL/min/1.73 m²に大きく拡大した状態で，腎排泄型薬物の血中濃度が著しく低下し，治療域を大きく逸脱する．

　PKは体内に投与された薬物が吸収され、臓器・組織に分布し、代謝・排泄されていく一連の過程を表現する学問である。一方、PDは薬物投与後に得られた血中濃度から生体にもたらされる反応・作用を表現する学問であり、抗菌薬においては血中濃度が細菌に及ぼす影響について示している。

　基本的にPKは個人差が小さいが、病態変化の影響を強く受ける。特に敗血症はPKに大きな影響を及ぼす重要な病態である。ここでは敗血症時の抗菌薬治療の考え方について記載する（図1）。

　なお、症例中では標準体表面積補正推定糸球体濾過量（eGFR_標準）と患者個別推定糸球体濾過量（eGFR_個別）を区別して記載している。

　eGFR_個別(mL/min)＝eGFR_標準(mL/min/1.73 m²)×患者体表面積(m²)÷1.73

1 敗血症性ショックで大量輸液している患者

　結論を先に述べるが、敗血症性ショックで大量輸液している患者では、抗菌

表1　抗菌薬の溶解性と敗血症における薬物動態の変化

	水溶性抗菌薬	脂溶性抗菌薬
該当する抗菌薬	β-ラクタム アミノグリコシド グリコペプチド ダプトマイシン（DAP）	フルオロキノロン マクロライド オキサゾリジノン グリシルサイクリン テトラサイクリン（TC） メトロニダゾール（MNZ） クリンダマイシン（CLDM） リファンピシン（RFP）
組織移行性	限定的 （主に細胞外液）	良好 （細胞内へも移行）
分布容積	小	大
敗血症における 分布容積変化の影響	大きい	小さい
分布容積変化に伴う 血中濃度の変化	低下しやすい	ほとんど変化ない
主な消失	腎	肝

（Osthoff M, Siegemund M, Balestra G, et al. Prolonged administration of β-lactam antibiotics - a comprehensive review and critical appraisal. Swiss Med Wkly 2016；146：w14368. Pieralli F, Mancini A, Crociani A. Appropriate antibiotic therapy in critically ill patients. Ital J Med 2016；10：275–81 を基に作成）

薬はみかけの腎機能低下を認めた場合でも減量せず、むしろ高用量で投与開始することが重要である。

　敗血症では、サイトカインなどが血管内皮グリコカリックスを障害し、毛細血管の透過性を亢進させるため、水やアルブミンなどのタンパク質は血管内から血管外に漏出しやすくなっている（capillary leakage）[1]。この結果 hypovolemia となり、ショックに陥る。そのため、血圧低下や乳酸値が 4 mmol/L（36 mg/dL）以上に上昇している場合には 30 mL/kg の晶質液を投与開始することが必要になる[2]。しかし、この大量投与される輸液は炎症が高度に亢進した状態では血管内に保持されず、血管外に漏出していくことになる。これは PK を考えるうえで分布容積(volume of distribution：Vd)の拡大という問題につながる。

　例えば、β-ラクタム薬（ペニシリン系、セフェム系、カルバペネム系）やアミノグリコシドは水溶性（表1）[3,4]で、その Vd は細胞外液とほぼ等しい 0.25 L/kg 前後である。仮に分布容積 0.25 L/kg の水溶性薬物 1,000 mg を体重 60 kg の健常患者に急速静注した場合を考えてみると、血中濃度は 1,000 mg÷

（0.25 L/kg×60 kg）＝66.7 mg/L となる。一方、敗血症性ショックなどの患者では前述したように Vd が拡大し、メロペネム（MEPM）では約 2 倍に拡大しているという報告[5]もある。つまり β-ラクタム薬などを敗血症患者に投与した場合にも、初期の血中濃度は通常の 1/2 程度にまで低下することが容易に想像できることだろう。また、通常抗菌薬は 30〜60 分程度で投与することが多いが、非敗血症患者に 60 分で投与した場合には、投与終了時に血中濃度は 40〜50 mg/L 程度になる。

症例1

60 歳代、男性、体重 60 kg（理想体重 60 kg）。胸腺腫瘍、カルボプラチン＋パクリタキセル（CBDCA＋PTX）療法施行中。

第 1 日：CBDCA＋PTX Day 10 発熱のため早朝に外来を受診した。

受診時、好中球減少（G3）を認め、発熱性好中球減少症として入院し、担当医はドリペネム（DRPM）を開始していた。

DRPM 開始約 3 時間後より意識障害が出現し、循環動態の悪化（心拍数 118 beats/min、血圧 71/54 mm Hg）を認めたため、輸液負荷＋カテコールアミン投与を開始したが、ショックが遷延したため、アミカシン（AMK）併用について薬剤師に相談があった。

（外来受診時採血データ）

好中球数 700/μL、血小板数 24.1 万/μL、T-Bil 1.70 mg/dL、BUN 23.4 mg/dL、Cre 0.89 mg/dL、eGFR$_{標準}$ 66.8 mL/min/1.73 m^2、（普段の eGFR$_{標準}$ 90 mL/min/1.73 m^2）

＜血中濃度推移＞

第 2 日：循環動態改善せず、AMK 800 mg（13 mg/kg）、24 時間ごと投与開始

第 3 日：AMK 血中濃度測定し、ピーク値 31.6 mg/L、トラフ値＜0.8 mg/L

▼ 症例1解説

敗血症患者で AMK を投与した症例を示しているが、通常であれば AMK の分布容積（Vd$_{AMK}$）は 60 kg×0.25 L/kg＝15 L 程度であると考えられるが、Vd$_{AMK}$ は約 1.7 倍の 800 mg÷31.6 mg/L＝25.3 L

（0.42 L/kg）に拡大していた。水溶性であるβ-ラクタム薬も同様に、初期の血中濃度が上昇しないことが考えられ、減量して投与開始した場合には PD パラメータの達成が困難になると考えられる。

　敗血症初期ではみかけの腎機能が急速に悪化しているが、大量の輸液負荷により分布容積が大きく拡大するため、初期投与量は減量せずに、むしろ高用量で投与開始することが極めて重要である。

2　腎不全患者

　腎不全状態における抗菌薬の投与量は、敗血症による急性腎前性腎不全であるか、すでに維持透析を受けている腎性腎不全患者であるか分けて考える必要がある。

　これまで述べてきたとおり敗血症早期では capillary leakage と hypovolemia によりみかけの腎クリアランスは急速に低下（急性腎前性腎不全）しており、採血結果をみると抗菌薬を含めて薬物投与量を大きく減量したくなる。

　しかしながら、敗血症においてβ-ラクタム薬などの水溶性薬物の消失は、糸球体濾過量の低下だけでは説明が困難な複雑な状態になっている[6]。水溶性抗菌薬は分布容積が拡大し、高度の炎症に伴いタンパク結合率が低下（遊離型の増加）している影響などもあり、多くの場合 PD パラメータ〔β-ラクタム薬では time above MIC（minimum inhibitory concentration；最小発育阻止濃度）〕を十分に達成できず[7]、より高用量必要になる場合が多い。

　さらに、感染症治療が奏功し、消炎に向かい始めるとリフィリングに伴い腎血流量が増加する。つまり、みかけの腎機能に合わせて抗菌薬を減量して投与していた場合、さらに血中濃度が低下し、有効血中濃度を維持できない可能性があり、尿量の変化から腎機能の回復過程を想定した投与量の調節（増量補正）が必要になる[6]。

　このように敗血症患者では、β-ラクタム薬などの水溶性抗菌薬は体液分布状態の影響を大きく受け、PK が劇的に変化する。しかし、日本においてリアルタイムで血中濃度を測定し、投与量に反映することは困難である。

　これらのことから敗血症では水溶性薬物（特にβ-ラクタム薬）の治療効果が不十分になるリスクを考えた場合、初期投与量からリフィリングまでは十分な

投与量で投与し、リフィリング後の循環動態が安定化した後に腎機能に応じて最適な投与量に調節することが現時点では最善策と考えられる。

ただし、循環不全長期化や薬物などにより腎性腎不全に移行したと考えられる場合には、そのときの残存腎クリアランスと腎代替療法のクリアランスに応じて投与量を調節することを忘れてはならない。

また、すでに維持透析を受けていた患者の敗血症の場合には、次項に記載の腎代替療法クリアランスに応じた投与量に調節することが必要になるが、この場合も初期投与量は減量せず投与開始し、体液分布が正常化する（除水可能になる）までは十分な用量で投与することが必要になる。

難しい判断ではあるが、腎不全の種類とバイタルサインや尿量、浮腫の状態などから薬物の腎クリアランスを推定し最適な投与量への調節を考えることが重要である。

症例 2

30歳代、女性。〇－6年再生不良性貧血の診断2年後、骨髄異形成症候群に移行し、1年後に臍帯血移植後、外来経過観察中。

〇年初診日（臍帯血移植後3年目） 朝から腹痛、吐き気のため夕方当院受診。受診時、発熱、意識障害あり、そのまま緊急入院。同日夜間よりショック状態（呼吸数20 breaths/min、心拍数129 beats/min、血圧69/37 mm Hg）になり、晶質液とドパミン、セフェピム（CFPM）2 g、12時間ごとが開始になっていた。

第2病日：担当医より抗菌薬治療について相談あり。

（第2病日の採血データ）

BUN 37.3 mg/dL、Cre 2.67 mg/dL、eGFR$_{標準}$ 17.5 mL/min/1.73 m^2（eGFR$_{個別}$ 14.2 mL/min）

外来通院中は eGFR$_{標準}$ 35〜40 mL/min/1.73 m^2 程度

＜経過＞

第2病日：ドパミンからノルアドレナリンへの変更、MEPM 1 g、8時間ごとへの変更

第3病日：尿量増加。血液培養で基質特異性拡張型-βラクタマーゼ（extended-spectrum β-lactamase：ESBL）産生大腸菌（*Escherichia coli*）同定

第 5 病日：循環動態安定化し、浮腫、意識、四肢浮腫も改善したため、採血結果（BUN 16.2 mg/dL、Cre 1.08 mg/dL、eGFR$_{個別}$ 35 mL/min に基づき MEPM 1 g、12 時間ごとに減量。MEPM 合計 14 日間投与し治療完遂し退院

▼ 症例 2 解説

すでに腎機能が中等度から高度低下した患者の敗血症を示しているが、ショックに陥った第 2 病日にはみかけの腎機能が急速に悪化している。しかし、これは capillary leakage と hypovolemia の影響で一時的に腎前性腎不全に陥った状態である。この場合には本来の腎機能 eGFR$_{個別}$約 30 mL/min に基づいた投与量に加え、大量輸液の影響や炎症亢進に伴う PK の変化を考慮し、MEPM は通常用量で開始している。

3 持続腎代替療法（CRRT）施行中

持続腎代替療法（continuous renal replacement therapy：CRRT）には、持続血液透析（continuous hemodialysis：CHD）、持続血液濾過（continuous hemofiltration：CHF）、持続血液濾過透析（continuous hemodiafiltration：CHDF）がある。CHD は拡散を用いており主に小分子量の物質除去に優れている。CHF は限外濾過を用いた方法で中分子量（分子量 20,000〜30,000）物質の除去に優れているが、血流量による限外濾過の制限があり除去効率に限界が生じる。CHDF は、CHD と CHF を組み合わせた治療で、日本では CHDF が主流になっている[8]。

そこで今回は CHDF 施行中の抗菌薬投与方法ついて詳記するが、日本と海外で透析条件が異なるため『サンフォード治療ガイド』など海外の感染症治療ガイドに記載の CRRT 中の抗菌薬投与方法は適応できない。また、CHDF ではタンパク結合率が 90％以上と高い物質は除去されない[9]ことを念頭に薬物療法を考える必要がある。

CHDF は血流量（Q_B）が透析液流量（Q_D）および濾過液流量（Q_F）よりもはるかに大きい $Q_B \gg (Q_D + Q_F)$ で実施されるため、濾過液中薬物濃度と同様、

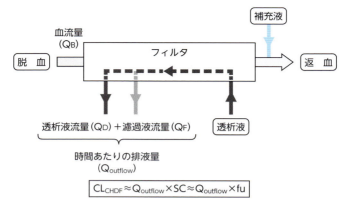

図2 CHDFの仕組みとそのクリアランス
CL_{CHDF}：CHDFの薬物クリアランス，Q_D：透析液流量，Q_F：濾過液流量，$Q_{outflow}$：時間あたりの排液量（Q_D+Q_F），SC：薬物ふるい係数（sieving co-efficient），fu：薬物の血漿中遊離型分率

透析液中薬物濃度も遊離型薬物濃度とほぼ同じ濃度になる。つまり、時間あたりの排液量（$Q_{outflow}$）は Q_D+Q_F に依存することになり、CHDFによる薬物クリアランス（CL_{CHDF}）は、フィルタへの薬物吸着がないと仮定した場合に、CL_{CHDF} は $Q_{outflow}$ とふるい係数（sieving co-efficient：SC）※の積に近似し、$Q_{outflow}$ と薬物の血漿中遊離型分率（fu）の積に近似することになり、$CL_{CHDF} \cong Q_{outflow} \times SC \cong Q_{outflow} \times fu$ となる[9]（図2）。

※：ふるい係数（sieving co-efficient：SC）：ある物質を濾過したときの濾過液中と血液中の物質濃度比

日本におけるCHDF条件は、Q_B 80〜120 mL/min、Q_D 500〜600 mL/hr、補充液量（≒Q_F）300 mL/hr であるが、これを前述の式にあてはめた場合、CL_{CHDF} は 13〜15 mL/min となる。すなわち β-ラクタム薬などの投与量を決定する場合には、$eGFR_{IND}$（または CLcr）13〜15 mL/min 程度の投与量に調節する。ただし、CHDF施行中であっても患者の腎機能が残存している場合には、CL_{CHDF} に患者の腎クリアランスを加えて薬物投与量を決定する。

4 ショック肝（shock liver）

　敗血症では肝臓の血流障害により重篤な肝機能障害が引き起こされる。いわゆる虚血性肝炎（ischemic hepatitis）の病態で、AST や ALT は 2,000 IU/L 前後、総ビリルビン値は約 2.5 mg/dL 程度に上昇する[10]。

　ショック肝では肝代謝型薬物（脂溶性抗菌薬の多く）の代謝・排泄遅延が起こることが考えられるが、薬物動態に関する情報が限られている。そのため腎排泄型の同効薬がある場合には、それを用いることを考える。

　しかしながら、やむをえず肝代謝型の抗微生物薬を投与する場合には、血中濃度を測定可能なボリコナゾール（VRCZ）などは血中濃度を測定し、それ以外の薬物は有害事象に注意し慎重に投与する必要がある。

── おわりに ──

　敗血症では水溶性薬物の薬物動態が劇的に変化するが、みかけの腎機能の変化の原因を正しく判断することが極めて重要である。また、分布容積が拡大するため、初回投与量は高用量必要であり、みかけの腎機能低下（維持透析患者であっても）初回投与量は減量しない。

　感染症治療が奏功し、消炎に向かい始めるとリフィリングにより一時的に腎血流量が大きく増大するため、早期に投与量の補正が必要になる。

　よって、敗血症患者において抗菌薬は初回からリフィリングまでは常用量で投与し、リフィリング後の循環動態安定化後に腎クリアランスに応じた投与量の調節を行う。ただし、維持透析中の末期腎不全患者、治療の長期化や薬物の影響で腎性腎不全に移行したと考えられる場合には維持投与量と投与間隔の調節が必要になる。

　敗血症患者における抗菌薬治療は未解決な問題が多い。バイタルサインや尿量、浮腫の状態などを確認したうえで検査値を評価し、その検査値がどのように変化していくかを推定したうえで抗菌薬治療を実施していくことが重要になる。

【 文　献 】

1) 多田羅恒雄. 侵襲時輸液の生理学―知っておきたい体液動態. INTENSIVIST 2017；9：259-71.

2) Levy MM, Evans LE, Rhodes A. The Surviving Sepsis Campaign Bundle：2018 update. Intensive Care Med. doi：10.1007/s00134-018-5085-0

3) Osthoff M, Siegemund M, Balestra G, et al. Prolonged administration of β-lactam antibiotics - a comprehensive review and critical appraisal. Swiss Med Wkly 2016；146：w14368.

4) Pieralli F, Mancini A, Crociani A. Appropriate antibiotic therapy in critically ill patients. Ital J Med 2016；10：275-81.

5) Ulldemolins M, Vaquer S, Llauradó-Serra M, et al. β-lactam dosing in critically ill patients with septic shock and continuous renal replacement therapy. Crit Care 2014；18：227.

6) Eyler RF, Mueller BA. Antibiotic dosing in critically ill patients with acute kidney injury. Nat Rev Nephrol 2011；7：226-35.

7) Mckenzie C. Antibiotic dosing in critical illness. J Antimicrob Chemother 2011；66（suppl 2）：ii25-31.

8) 松浦　亮, 土井研人. 急性血液浄化―CHD, CHF, CHDF―. Clin Eng 2017；28：383-9.

9) 平田純生, 古久保拓. 透析患者への投薬ガイドブック（改訂3版）. 東京：じほう；2017.

10) Raurich JM, Pérez O, Llompart-Pou JA, et al. Incidence and outcome of ischemic hepatitis complicating septic shock. Hepatol Res 2009；39：700-5.

（鈴木　義紀）

I. 総 論

3 救急・集中治療領域における抗菌薬の使い方（経験的治療）

KEY WORDS

- ✓ 経験的抗菌薬治療
- ✓ 敗血症
- ✓ カルバペネム系抗菌薬
- ✓ 抗 MRSA 薬
- ✓ 抗真菌薬

POINTS

- 救急・集中治療領域における敗血症/敗血症性ショックといった重症感染症治療においては、適切な初期の経験的抗菌薬投与が重要である。
- 感染症治療の原則は、感染臓器と原因菌の同定と適切な抗菌薬の選択である。特に、経験的治療では、可能性のある原因菌をどこまでカバーするかをさまざまな危険因子を考慮しながら決定する。
- 経験的抗菌薬投与では開始時点のみならず、継時的に抗菌薬の妥当性を評価していく。

── はじめに ──

　救急・集中治療領域で遭遇する感染症はその多くが敗血症あるいは敗血症性ショックである。これら重症感染症では初期治療で抗菌薬選択を誤ると、死亡率の上昇につながることが分かっている[1,2]。Surviving Sepsis Campaign の最新のガイドライン（SSC 2016）では敗血症と認識してから 1 時間以内の抗菌薬投与が推奨されているが[3]、実際の臨床の現場において、1 時間以内で抗菌薬投与が可能であろうか。また、救急・集中治療領域の感染症診療では、少ない情報の中でもれなく原因菌をカバーできる初期抗菌薬を短時間で選択しなければならないため、広域スペクトラムの抗菌薬を開始する傾向になりやすい。しかし、広域抗菌薬のルーチンの使用は薬剤耐性を惹起しやすい。救急・集中治療医にはこの 2 つのバランスを上手に保つ能力が求められる。そこで、本稿ではどのような患者にどのような経験的抗菌薬加療が必要かを議論していく。市中感染症と院内感染症の両者を意識しながら、具体的には、緑膿菌〔*Pseudomo-*

3　救急・集中治療領域における抗菌薬の使い方（経験的治療）　**027**

表 1　緑膿菌カバーを考慮する危険因子

患者背景	過去 3 ケ月以内の 2 日以上の入院歴 老人ホームや長期療養施設への入所 現在の入院が 5 日以上（転院の場合は，総入院期間） 過去 3 ケ月以内の抗菌薬使用歴 ステロイドの長期使用
患者自身の 因子，既往	高齢 慢性の重症呼吸器疾患（例：慢性閉塞性肺疾患，喘息） アルコール依存症 固形がん・血液系悪性腫瘍 透析 神経疾患* 貧血*
評価時点での 患者の病態に 関連するもの	ショック 挿管 気管切開 中心静脈カテーテル 経鼻・経口チューブ 尿道カテーテル 経腸栄養 経静脈栄養
疫学的因子	その施設や地域で緑膿菌などのグラム陰性桿菌が疫学的に問題となっている場合 同部屋に緑膿菌の保菌者がいた場合

*：明確な機序は不明[9]

nas spp.〕、メチシリン耐性黄色ブドウ球菌（methicillin-resistant *Staphylococcus aureus*：MRSA）、真菌をカバーする状況や、カルバペネム系薬の使用に関して検討する。

1 緑膿菌カバーを考慮するとき

　緑膿菌（*Pseudomonas aeruginosa*）は多剤耐性が問題となる細菌の代表格である[4]。しかし、どのようなときに緑膿菌をカバーすべきかを網羅的に明記したガイドラインは少ない。救急・集中治療領域での研究を参考に、緑膿菌の危険因子を表 1 に示す[5〜9]。

　総じて言えることは、病歴や抗菌薬使用歴といったその患者自身の因子と、院内や来院前にいた施設での保菌者といった環境・疫学的因子の両者を常に考慮すべきである。

028　I　総　論

表2　カルバペネム系薬による経験的治療を考慮する状況

- 過去 3 ケ月以内にセフェピム（CFPM）およびペピラシリン/タゾバクタム（PIPC/TAZ）（もしくは PIPC 単剤）両方の投与歴がある場合
- その施設の緑膿菌に対する CFPM および PIPC の感受性が容認できない水準である場合
- その施設において，ESBL 産生菌，アシネトバクター・バウマニ（*Acinetobacter baumannii*）が疫学的に無視できない状況にある場合
- 治療対象の患者においてカルバペネムしか有効でないグラム陰性桿菌の保菌が既知の場合

2 カルバペネム系薬を考慮するとき

　カルバペネム系薬は多くのグラム陽性球菌、グラム陰性桿菌、嫌気性菌に対して感受性を有している[10]。特に最近では、基質特異性拡張型 β-ラクタマーゼ（extended-spectrum β-lactamase：ESBL）産生菌に対する治療薬の一つとして重要性は増す一方、カルバペネム耐性腸内細菌科細菌（carbapenem-resistant *Enterobacteriaceae*：CRE）といったカルバペネムに耐性を示す薬剤耐性菌の出現も国際的に大きな問題となっている。著者（斎藤）は米国において、より狭域なカルバペネム系薬である Ertapenem を ESBL や Amp-C といった β-ラクタマーゼ産生菌に対する治療薬として重宝していたが、日本では未承認であるため、イミペネム/シラスタチン（IPM/CS）、メロペネム（MEPM）、ドリペネム（DRPM）を使用せざるをえない。これら日本における薬物環境の制約のために、カルバペネム系の使用は増加する懸念がある。このことから、我々救急・集中治療医はカルバペネム系の選択において、慎重に適応を考慮すべきである。

　2013 年の日本集中治療医学会の敗血症診療ガイドラインでカルバペネム系薬を考慮するべき状況として挙げられている内容を表2に示す[5]。現在においても同表の疫学的情報、病歴は重要な判断材料であろう。最近は ESBL 産生菌に対し、カルバペネム系以外の抗菌薬、とりわけピペラシリン/タゾバクタム（PIPC/TAZ）を使用できないかさまざまな報告がなされているが[11~14]、現時点では明確な方向性はガイドラインなどで示されていない。重症感染症診療において ESBL カバーを念頭に置いた経験的抗菌薬投与を考慮する場合は、カルバペネム系薬は依然として重要な位置づけを占める[15,16]（詳細は他稿に譲る）。

　表2に加え、経験的治療としてカルバペネム系薬を実臨床において考慮する

3　救急・集中治療領域における抗菌薬の使い方（経験的治療）　**029**

表3　カルバペネム系抗菌薬でカバー**できない**細菌

グラム陽性菌	メチシリン耐性黄色ブドウ球菌 (methicillin-resistant *Staphylococcus aureus*：MRSA) エンテロコッカス・フェシウム (*Enterococcus faecium*) メチシリン耐性コアグラーゼ陰性ブドウ球菌 (methicillin-resistant coagulase-negative *Staphylococci*)
グラム陰性菌	ステノトロホモナス・マルトフィリア (*Stenotrophomonas maltophilia*) バークホルデリア・セパシア (*Burkholderia cepacia*) エリザベトキンギア・メニンゴセプティカ (*Elizabethkingia meningoseptica*) クリセオバクテリウム・インドロゲネス (*Chryseobacterium indologenes*)
嫌気性菌	クロストリジウム・ディフィシル (*Clostridioides difficile*)（旧：*Clostridium difficile*) プレボテーラ (*Prevotella* spp.) ポルフィロモナス (*Porphyromonas* spp.)

場合、院内感染や複数の原因菌による中等〜重症の感染症で良い選択肢となり
える。一般的に、IPM/CS はエンテロコッカス・フェシウム（*Enterococcus
faecalis*）を含むグラム陽性球菌に対し若干感受性が高く、一方、DRPM は緑
膿菌に対する感受性が高いとされるが、概ね上記3剤は相互変換が可能であ
る。ただし、注意点として、細菌性髄膜炎を疑う場合、IPM/CS は痙攣を起こ
すリスクが伴うため、MEPM の適応となる[10]。また、DRPM は米国食品医薬
品局（food and drug administration：FDA）より人工呼吸器関連肺炎（ventila-
tor associated pneumonia：VAP）に対する使用に注意喚起がなされており、
肺炎に対するその安全性・有効性についてはさらなる議論が必要である[17]。最
近の日本の研究として、術後の腹腔内感染症より検出された細菌の感受性検査
の結果、IPM/CS は緑膿菌やエンテロバクター・クロアカエ（*Enterobacter
cloacae*)に対する感受性が他のカルバペネム系薬より劣ることも示唆されている[18]。

　カルバペネム系薬はともすると"最強"の抗菌薬として、「カルバペネム系薬を投
与しているから感染症はカバーできているはず」といった誤解をされている向きが
ある。そこで臨床上意識してもらうため、カルバペネム系薬でカバーできない細菌
を**表3**に示す[19]。

表4 MRSA カバーを考慮する危険因子

患者背景	最近の入院歴 入院3日目以降
患者自身の因子，既往	MRSA 感染症の既往 MRSA の保菌* 透析
評価時点での 患者の病態に関連するもの	市中発症だが重度の皮膚軟部組織感染症 インフルエンザ後の市中肺炎 カテーテル関連感染症が疑わしいとき グラム陰性菌に有効な抗菌薬に治療反応が乏しいとき

＜*MRSA 保菌リスク＞
　介護施設の長期入所者，HIV 患者，麻薬静注者，抗菌薬曝露歴のある者，囚人，
兵隊，スポーツ用品の共有，注射針・髭剃り・その他鋭利な物の共有

3 抗メチシリン耐性黄色ブドウ球菌（MRSA）薬を考慮するとき

　MRSA をカバーしたい場合、基本的にはバンコマイシン（VCM）が第一選択となる（詳細は他稿に譲る）。MRSA は院内感染型として知られている hospital-acquired methicillin-resistant *S. aureus*（HA-MRSA）に加え、市中感染型として community-acquired methicillin-resistant *S. aureus*（CA-MRSA）が存在している。MRSA カバーを考慮する危険因子を表4に示す[20〜23]。救急・集中治療領域においては、入院後の患者で敗血症性ショック、特にライン関連の菌血症が疑われる際に抗 MRSA 薬の経験的治療が検討される場合が多い。しかし、昨今 CA-MRSA も増加傾向にあることが報告されおり[24]、地域もしくは自施設の MRSA に関する疫学情報を把握することが重要になる。参考までに、日本全体で、かつ 200 床以上の中規模以上の医療機関が多く参加している、院内感染対策サーベイランス（Japan Nosocomial Infections Surveillance：JANIS）からのデータによると、2016 年における MRSA の黄色ブドウ球菌に占める割合は 48％と半数近くになる[25]。例えば、ICU に入院となるような重症肺炎で、痰をグラム染色した際にグラム陽性球菌が集簇(cluster)して認められた場合、感受性が出るまでは MRSA を念頭に VCM といった抗菌薬を経験的に投与することは、残念ながら日本の多くの地域・医療施設で必要とされることを示唆する。また、特に、重症の皮膚軟部組織感染症や、MRSA が原因菌となることの多いインフルエンザ後の肺炎では検討を要する[20]。

4 二剤併用療法を考慮するとき

　主に緑膿菌などのグラム陰性桿菌に対して効果のある抗菌薬を複数同時投与することで治療効果の改善が期待できるという報告が散見される[26〜28]。二剤併用による相乗効果で原因菌の速やかな排除が期待でき、多剤耐性菌の関与が疑われるときにはカバーを広げ、カルバペネム系薬（の単剤使用）を温存することも可能である[29]。理論的には薬剤耐性の出現を抑制する可能性もある[30]。一方で、二剤併用療法により死亡率は変わらなかったが、腎障害のリスクは上昇したというデータもあり[31]、その使用には慎重であるほうがよい。しかし、致命率の高い敗血症性ショックに対して二剤併用療法が生存率向上に寄与したという報告がある。同報告では、致命率の低い敗血症患者群では二剤併用療法のほうが逆に死亡率が高いことが示されている[32]。これらをうけ、SSC 2016でも敗血症性ショックに限り β-ラクタム系薬とニューキノロン系、アミノグリコシド系の併用を弱く推奨している。

　併用療法に関しては議論の分かれるところであり[33,34]、今後も新たなエビデンスを注視していくべきである。

5 抗真菌薬を考慮するとき

　ここでは主要な深在性真菌感染症であるカンジダ症を念頭に述べていく。カンジダ症のリスクとしては、表5のようにまとめられる[3,35,36]。一方で、真菌感染症診断の一助として用いられる β-D グルカンが偽陽性になる症例としては、抗菌薬〔セフェピム（CFPM）、PIPC/TAZ など〕、抗腫瘍薬、透析膜、血漿分画製剤、ガーゼ、心・大血管系/消化器系/食道術後などが報告されており解釈には注意が必要である[37,38]。侵襲性カンジダ症を疑った場合、カンジダ・グラブラータ（*Candida glabrata*）、カンジダ・クルーセイ（*C. krusei*）などのフルコナゾール（FLCZ）耐性菌による感染を考慮し、敗血症性ショックといった重篤な状態であれば、ミカファンギン（MCFG）、カプソファンギン（CPFG）といったエキノキャンディン系を経験的治療として選択するのが妥当である。

　これらの報告に反し、ICU において真菌感染のリスクがある敗血症患者に、

032 | I 総論

表5　抗真菌薬による経験的治療を考慮する状況

患者背景	長期の入院/ICU 滞在 広域抗菌薬の長期投与
患者自身の因子，既往	最近の真菌感染 複数部位での真菌の定着
評価時点での 患者の病態に関連するもの	免疫抑制状態（好中球減少症，化学療法，移植，透析） 長期侵襲血管デバイス 〔血液透析カテーテル，中心静脈カテーテル（特に刺入部が鼠径の場合）〕 中心静脈栄養 壊死性膵炎 腹腔内手術（特に消化管穿孔といった腹腔内リークがあるものや複数回の手術）

MCFG による経験的抗菌薬投与をルーチンで行っても生存率は改善しなかったという報告もある[39]。しかし、本研究では好中球減少症の症例や免疫抑制剤を使用している症例が除外されている点に注意が必要である。化学療法や免疫抑制剤の使用が増加すると予測される将来においては、抗真菌薬を投与する基準は変化していく可能性がある。

6 重症市中感染における経験的治療

症例 1　基礎疾患のない、日常生活能（activities of daily living：ADL）は自立した自宅で生活している 60 歳、女性。特に最近の海外渡航歴はなし。2～3 日前からの熱感、全身倦怠感を認めていた。受診当日になり体動困難が強くなり、救急要請となった。

来院時には意識レベルグラスゴー昏睡尺度（Glasgow coma scale：GCS）E3V4M5、体温 38.5℃、血圧 70/40 mmHg、呼吸数 30 breaths/min、脈拍数 120 beats/min、SpO_2 98%（酸素 3 L/min）であった。外来で補液するも血圧は上昇せず、敗血症性ショックの疑いでカテコールアミンの投与が開始された。初診時の身体所見や画像検査を含む各種検査では感染源の同定はできなかった。

＊　　　　＊　　　　＊

経験的抗菌薬は何を選択するべきであろうか。

▼ 症例 1 解説

　敗血症性ショックの状態であり早期の抗菌薬投与が望ましい。本症例では基礎疾患のない自宅生活者であり、緑膿菌、ESBL 産生菌や真菌のカバーは考慮しなくてもよいであろう。次に、感染源についてだが、患者は意識障害も来しており、信頼にたる病歴・身体所見は得られない可能性があり、生化学・画像検査の重要性が高まる。しかし、本症例では救急来院時での一般的な検査で感染源を同定することができなかったため、フォーカス不明な市中感染による敗血症性ショックとして治療を開始しなければならない。

　ここで考慮する必要があるのは、中枢神経感染症の可能性の有無である。本症例のように来院時に意識障害を認めている場合は髄液検査の施行が望まれる（ただし、髄液検査が抗菌薬治療を遅らせる原因となってはならない）。髄液検査がどうしてもできない状況であれば、他稿で後述される市中細菌性髄膜炎の治療選択肢に則って抗菌薬投与を行う。場合によっては単純ヘルペス脳炎を含むウィルス感染症も念頭に置く。

　もし、中枢神経感染症の可能性が低い場合は、市中重症感染症の原因菌として一般的である肺炎球菌（*Streptococcus pneumoniae*）、髄膜炎菌（*Neisseria meningitidis*）、および大腸菌（*Escherichia coli*）など主要なグラム陰性桿菌をカバーするためセフトリアキソン（CTRX）もしくはセフォタキシム（CTX）の投与を検討する。血行動態の維持ができないときはグラム陰性桿菌による敗血症性ショックを考慮しアミカシン（AMK）といったアミノグリコシド系薬の追加投与を考慮する。また、旅行歴・森林伐採・キャンピングなど野生生物となんらかの接点がある症例は、リケッチア感染の可能性も考慮してミノサイクリン（MINO）やドキシサイクリン（DOXY）といったテトラサイクリン系薬の投与も検討する。

7 重症院内感染における経験的治療

 全身性エリテマトーデスに対して、ステロイド少量長期内服中の60歳、女性

下部消化管穿孔のため緊急手術を施行され、入院時よりPIPC/TAZが開始された。術後、食事忍容性がなく、入院4日目から中心静脈栄養が開始された。入院7日目から発熱を認め、入院8日目にショックバイタルとなった。検査では炎症反応上昇、β-D グルカンの上昇（比濁法 18 pg/mL）を認めた。入院時抗菌薬投与前の血液培養は採取されていなかった。

＊　　　＊　　　＊

経験的抗菌薬は何を選択するべきであろうか。

▼ 症例2解説

PIPC/TAZ 投与中に発症しているので、カルバペネム系薬投与も検討されるべきである。また、腹部手術後、中心静脈栄養も施行されており、抗真菌薬投与も検討されるべきである。残念ながらβ-D グルカンは PIPC/TAZ 使用により偽陽性の可能性もあるため結果はあまり参考にできない。中心静脈カテーテルが留置されカテーテル関連感染症を考慮すべき状況であることから、VCM といった抗MRSA薬の投与も検討されるべきである。つまり、この症例は PIPC/TAZ から MEPM＋VCM＋MCFG の3剤への変更も考慮される症例といえるであろう。一方、CT など画像所見から、あるいは外科医による術中・術後所見から腹腔内のソースコントロールはできているという判断となれば腹腔内感染に関してはカルバペネム系薬でなく PIPC/TAZ を継続するというシナリオもある。また、何より疑わしいラインを抜去する（＝異物を除去する）、という感染診療の原則としての処置も並行して実施すべきである。

8 再評価することの重要性

　経験的広域抗菌薬治療を開始した場合、その後培養結果をみて抗菌薬を狭めていく「デ・エスカレーション（de-escalation）」が重要である[40]。特に腎機能、肝機能の状態が刻々と変化する救急・集中治療領域では用量/用法を調整する観点からも抗菌薬を常に再評価する姿勢が望ましい。最近のヨーロッパを主体とした合同声明では連日の抗菌薬の再評価が提唱されている[41]。

　一方、一部の報告では、血液培養陽性の検査前確率は敗血症で38％、敗血症性ショックでは69％であるといわれている[42]。つまり、敗血症性ショックとして広域抗菌薬治療を開始しても、その後血液培養が陽性にならない症例も多く、どのタイミングで抗菌薬を中止するか（あるいはどのタイミングで抗菌薬をデ・エスカレーションするか）が議論となる。これら抗菌薬変更・中止の判断の一助となる検査としてプロカルシトニンを中心にバイオマーカーの研究が進んでいる。プロカルシトニンは、約6時間で有意な血漿レベルに、12〜48時間後でピークに達し、半減期は20〜35時間と、CRPと比しより急性期の病勢を反映するとされる[43,44]。また、血中濃度測定の際、血液浄化・透析の影響を受けにくい。ただ、プロカルシトニンを上昇させる非細菌性の要因として、真菌感染症/外科手術後/重症外傷後/重症熱傷後/遷延する心原性ショック/重症の組織還流障害/多臓器不全/重症膵炎/重症肝硬変/悪性腫瘍疾患の終末期/長時間にわたる心肺蘇生後（特に予後不良の場合）などが挙げられており[45]、その解釈には注意を要する。最近は、プロカルシトニンの使用が抗菌薬の使用期間を短縮したというメタ分析の結果も報告されているが[46]、今後は原因菌が同定できなかった場合のバイオマーカーの抗菌薬適正使用における位置づけに関する研究も進んでいくと思われる。

　一般的に、培養検査が陽性であった場合、その細菌の同定に1〜2日、さらに感受性の判明に2〜3日程度かかる。最近はマトリックス支援レーザー脱離イオン化飛行時間型質量分析計（matrix assisted laser desorption ionization-time of flight mass：MALDI-TOF MS）といった微生物の同定に寄与するもの、感受性検査を数時間で完遂するものなど、技術の進展とともに既存の感染症診療の時間軸が近い将来くつがえされる可能性もあるため注視が必要である。

【 文　献 】

1) Kumar A, Roberts D, Wood KE, et al. Duration of hypotension before initiation of effective antimicrobial therapy is the critical determinant of survival in human septic shock. Crit Care Med 2006 ; 34 : 1589-96.

2) Ferrer R, Martin-Loeches I, Phillips G, et al. Empiric antibiotic treatment reduces mortality in severe sepsis and septic shock from the first hour : results from a guideline-based performance improvement program. Crit Care Med 2014 ; 42 : 1749-55.

3) Rhodes A, Evans LE, Alhazzani W, et al. Surviving Sepsis Campaign : International Guidelines for Management of Sepsis and Septic Shock : 2016. Crit Care Med 2017 ; 45 : 486-552.

4) Weiner LM, Webb AK, Limbago B, et al. Antimicrobial-resistant pathogens associated with healthcare-associated infections : summary of data reported to the National Healthcare Safety Network at the Centers for Disease Control and Prevention, 2011-2014. Infect Control Hosp Epidemiol 2016 ; 37 : 1288-301.

5) 日本集中治療医学会Sepsis Registry委員会. 日本版敗血症診療ガイドライン. 日集中医誌 2013 ; 20 : 124-73.

6) Kang CI, Chung DR, Peck KR, et al ; Korean Network for Study on Infectious Diseases. Clinical predictors of *Pseudomonas aeruginosa* or *Acinetobacter baumannii* bacteremia in patients admitted to the ED. Am J Emerg Med 2012 ; 30 : 1169-75.

7) Boyer A, Doussau A, Thiebault R, et al. *Pseudomonas aeruginosa* acquisition on an intensive care unit : relationship between antibiotic selective pressure and patients' environment. Crit Care 2011 ; 15 : R55.

8) Cobos-Trigueros N, Sole M, Castro P, et al. Acquisition of *Pseudomonas aeruginosa* and its resistance phenotypes in critically ill medical patients : role of colonization pressure and antibiotic exposure. Crit Care 2015 ; 19 : 218.

9) Harris AD, Jackson SS, Robinson G, et al. *Pseudomonas aeruginosa* colonization in the intensive care unit : Prevalence, risk factors, and clinical outcomes. Infect Control Hosp Epidemiol 2016 ; 37 : 544-8.

10) Zhanel GG, Wiebe R, Dilay L, et al. Comparative review of the carbapenems. Drugs 2007 ; 67 : 1027-52.

11) Kang CI, Park SY, Chung DR, et al. Piperacillin-tazobactam as an initial empirical therapy of bacteremia caused by extended-spectrum

β-lactamase-producing *Escherichia coli* and *Klebsiella pneumoniae*. J Infect 2012 ; 64 : 533-4.

12) Tamma PD, Han JH, Rock C, et al. Carbapenem therapy is associated with improved survival compared with piperacillin-tazobactam for patients with extended-spectrum β-lactamase bacteremia. Clin Infect Dis 2015 ; 60 : 1319-25.

13) Ofer-Friedman H, Shefler C, Sharma S, et al. Carbapenems versus piperacillin-tazobactam for bloodstream infections of nonurinary source caused by extended-spectrum β-lactamase-producing enterobacteriaceae. Infect Control Hosp Epidemiol 2015 ; 36 : 981-5.

14) Ng TM, Khong WX, Harris PN, et al. Empiric piperacillin-tazobactam versus carbapenems in the treatment of bacteraemia due to extended-spectrum β-lactamase-producing enterobacteriaceae. PLoS One 2016 ; 11 : e0153696.

15) Tamma PD, Rodriguez-Bano J. The use of noncarbapenem β-lactams for the treatment of extended-spectrum β-lactamase infections. Clin Infect Dis 2017 ; 64 : 972-80.

16) Pilmis B, Jullien V, Tabah A, et al. Piperacillin-tazobactam as alternative to carbapenems for ICU patients. Ann Intensive Care 2017 ; 7 : 113.

17) Administration USFaD. FDA Drug Safety Communication : FDA approves label changes for antibacterial Doribax (doripenem) describing increased risk of death for ventilator patients with pneumonia. 2014. https://www.fda.gov/Drugs/DrugSafety/ucm387971.htm (accessed Aug, 2018)

18) Takesue Y, Kusachi S, Mikamo H, et al. Antimicrobial susceptibility of common pathogens isolated from postoperative intra-abdominal infections in Japan. J Infect Chemother 2018 ; 24 : 330-40.

19) Doi Y, Chambers HF. 22. Other β-lactam antibiotics. In : Bennett JE, Dolin R, Blaser MJ, editors. Mandell, Douglas, and Bennett's Principles and Practice of Infectious Diseases (8th ed). Philadelphia : ELSEVIER ; 2015. p.293-7.e2.

20) Defres S, Marwick C, Nathwani D. MRSA as a cause of lung infection including airway infection, community-acquired pneumonia and hospital-acquired pneumonia. Eur Respir J 2009 ; 34 : 1470-6.

21) Furuno JP, McGregor JC, Harris AD, et al. Identifying groups at high risk for carriage of antibiotic-resistant bacteria. Arch Intern Med 2006 ; 166 : 580-5.

22) Shorr AF. Epidemiology of staphylococcal resistance. Clin Infect Dis 2007；45（suppl 3）：S171-6.

23) 感染症の治療ガイドライン作成委員会．MRSA感染症の治療ガイドライン．日化療会誌 2017；65：323-425.

24) Yamaguchi T, Nakamura I, Chiba K, et al. Epidemiological and microbiological analysis of community-associated methicillin-resistant *Staphylococcus aureus* strains isolated from a Japanese hospital. Jpn J Infect Dis 2012；65：175-8.

25) 厚生労働省．院内感染対策サーベイランス事業：資料．https://janis. mhlw.go.jp/material/index.html（2018 年 11 月閲覧）.

26) Al-Hasan MN, Wilson JW, Lahr BD, et al. β-lactam and fluoroquinolone combination antibiotic therapy for bacteremia caused by gram-negative bacilli. Antimicrob Agents Chemother 2009；53：1386-94.

27) Delannoy PY, Boussekey N, Devos P, et al. Impact of combination therapy with aminoglycosides on the outcome of ICU-acquired bacteraemias. Eur J Clin Microbiol Infect Dis 2012；31：2293-9.

28) Diaz-Martin A, Martinez-Gonzalez ML, Ferrer R, et al. Antibiotic prescription patterns in the empiric therapy of severe sepsis：combination of antimicrobials with different mechanisms of action reduces mortality. Crit Care 2012；16：R223.

29) Campion M, Scully G. Antibiotic Use in the intensive care unit：optimization and de-escalation. J Intensive Care Med 2018：885066618762747.

30) Eliopoulos GM, Moellering RC. 17. Principles of anti-infective therapy. In：Bennett JE, Dolin R, Blaser MJ, editors. Mandell, Douglas, and Bennett's Principles and Practice of Infectious Diseases (8th ed). Philadelphia：ELSEVIER；2015：224-34.e3.

31) Paul M, Benuri-Silbiger I, Soares-Weiser K, et al. β-lactam monotherapy versus β lactam-aminoglycoside combination therapy for sepsis in immunocompetent patients：systematic review and meta-analysis of randomised trials. BMJ 2004；328：668.

32) Kumar A, Safdar N, Kethireddy S, et al. A survival benefit of combination antibiotic therapy for serious infections associated with sepsis and septic shock is contingent only on the risk of death：a meta-analytic/meta-regression study. Crit Care Med 2010；38：1651-64.

33) Force IST. Infectious Diseases Society of America(IDSA)POSITION

STATEMENT : Why IDSA did not endorse the Surviving Sepsis Campaign Guidelines. Clin Infect Dis 2018 ; 66 : 1631-5.

34)　Vincent JL, Bassetti M, Francois B, et al. Advances in antibiotic therapy in the critically ill. Crit Care 2016 ; 20 : 133.

35)　Timsit JF, Rupp M, Bouza E, et al. A state of the art review on optimal practices to prevent, recognize, and manage complications associated with intravascular devices in the critically ill. Intensive Care Med 2018. doi : 10.1007/s00134-018-5212-y.

36)　Kullberg BJ, Arendrup MC. Invasive Candidiasis. N Engl J Med 2015 ; 373 : 1445-56.

37)　Liss B, Cornely OA, Hoffmann D, et al. 1,3-β-D-glucan contamination of common antimicrobials. J Antimicrob Chemother 2016 ; 71 : 913-5.

38)　Sulahian A, Porcher R, Bergeron A, et al. Use and limits of (1-3)-β-d-glucan assay (Fungitell), compared to galactomannan determination (Platelia Aspergillus), for diagnosis of invasive aspergillosis. J Clin Microbiol 2014 ; 52 : 2328-33.

39)　Timsit J-F, Azoulay E, Schwebel C, et al. Empirical micafungin treatment and survival without invasive fungal infection in adults with ICU-acquired sepsis, *Candida* colonization, and multiple organ failure. JAMA 2016 ; 316 : 1555-64.

40)　Barlam TF, Cosgrove SE, Abbo LM, et al. Implementing an antibiotic stewardship program : Guidelines by the Infectious Diseases Society of America and the Society for Healthcare Epidemiology of America. Clin Infect Dis 2016 ; 62 : e51-e77.

41)　De Waele JJ, Akova M, Antonelli M, et al. Antimicrobial resistance and antibiotic stewardship programs in the ICU : insistence and persistence in the fight against resistance. A position statement from ESICM/ESCMID/WAAAR round table on multi-drug resistance. Intensive Care Med 2018 ; 44 : 189-96.

42)　Coburn B, Morris AM, Tomlinson G, et al. Does this adult patient with suspected bacteremia require blood cultures? JAMA 2012 ; 308 : 502-11.

43)　Dandona P, Nix D, Wilson MF, et al. Procalcitonin increase after endotoxin injection in normal subjects. J Clin Endocrinol Metab 1994 ; 79 : 1605-8.

44)　Simon L, Gauvin F, Amre DK, et al. Serum procalcitonin and C-reactive protein levels as markers of bacterial infection : a system-

atic review and meta-analysis. Clin Infect Dis 2004；39：206-17.
45) Meisner M. Update on procalcitonin measurements. Ann Lab Med 2014；34：263-73.
46) Andriolo BN, Andriolo RB, Salomao R, et al. Effectiveness and safety of procalcitonin evaluation for reducing mortality in adults with sepsis, severe sepsis or septic shock. Cochrane Database Syst Rev 2017；1：CD010959.

（田北　無門、斎藤　浩輝）

I. 総論

救急・集中治療領域における抗菌薬の使い方（標的治療）

KEY WORDS
- 標的治療
- 原因菌
- コッホの4原則
- タイムライン

POINTS
- 標的治療は原因菌が確定して行う治療である。
- 経験的治療と標的治療は異なる治療段階であることを意識する。
- 細菌学的な検査は早い段階で判明していることが多い。
- 標的治療を最適化するためには細菌検査技師との連携が重要である。
- アンチバイオグラムやサーベイランスデータの活用の仕方を知っておく。

1 標的治療とは？

症例 1　生来健康な78歳、男性。発熱、喀痰の増加を認め来院した。体温38℃、収縮期血圧80 mmHg、1分間に30 breaths/minの頻呼吸を認めている。胸部聴診上は右肺で湿性ラ音が聴取される。胸部単純X線検査では聴診上湿性ラ音を聴取する部位と一致して広範な浸潤影を認めている。プレセプシンが上昇していたため、血液培養採取後、速やかにドリペネム（DRPM）が投与されていた。

＊　　　＊　　　＊

このような症例に遭遇した場合、経験的治療として開始されているDRPMを継続するべきだろうか、それとも他剤への変更を考慮すべきだろうか、もし変更するのであれば、どのタイミングで変更を考慮すべきだろうか。

感染症に対する抗菌化学療法には経験的治療と標的治療の2段階がある。現在自分が行っている治療が経験的治療の段階なのか、標的治療の段階なのかを意識することはとても重要である。

経験的治療は、考えられる感染症の想定される原因菌に対して行う治療である。一方、標的治療は原因菌が確定して行う治療である。

抗菌薬を投与するという点では同じであるが、原因菌を想定して行う経験的治療と原因菌が確定して行う標的治療では、似ているが、異なる治療である。

では、原因菌が確定するとはどういうことだろうか。感染症においては、古くから、コッホの4原則が挙げられる。

1 コッホの4原則

コッホの4原則では、原因菌を特定するためには、病原体は以下の4条件を満たさなくてはならない。

①その病原体が同一疾病例で検出される。

②その病原体が宿主から分離培養される。

③分離された病原体を実験的に感染させ、疾患を再現することができる。

④実験的に感染させた宿主から、同じ病原体が検出される。

以上4条件を証明すればその菌を特定の病気の病原体と実証できるというものである。

実際には血液や髄液などの無菌検体、もしくは喀痰や尿、便などの無菌検体以外から微生物を同定し、原因菌を確定する。この原因菌に対して有効な薬物を投与するのが、標的治療である。

具体的にどのように原因菌を診断して、どのように治療薬を選択するのかを考える。時間の流れと検出菌としての確からしさを押さえておく必要がある。

044 ┃ I 総論

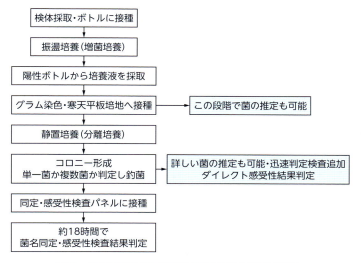

図1 血液培養検査の菌名同定までの検査の流れ

2 標的治療を行うにあたって

1 提出された各種培養の検体の診断のための流れ

　微生物培養検体が微生物学検査室に提出されてからの流れを図1に示す。血液培養などでは増菌培養が行われ、その後、他の培養検体と同様に分離培養が行われ（一般細菌は35℃の好気培養であるが、キャンピロバクターであれば、35℃の微好気性培養、ヘモフィラス菌であれば、35℃の炭酸培養などさまざまな条件で分離培地による培養）、生化学的な性状の検討で、菌名を同定、薬剤感受性などの検査が実施される。我々が細菌検査室からの報告書で知るのは、この菌名の同定と薬剤感受性検査の結果である。標的治療はこれに基づいて行われるものである。

2 いつごろ血液培養は陽性になっているのか？

　提出した微生物検体は、いつごろ陽性になるのだろうか。Saitoらの検討[1]に

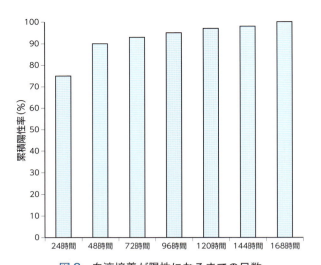

図2 血液培養が陽性になるまでの日数
(Saito T, Senda K, Takakura S, et al. Detection of bacteria and fungi in BacT/Alert standard blood-culture bottles. J Infect Chemother 2003；9：227-32より引用)

よると図2に示すように24時間以内で7割陽性となっていることを示している。すなわち、細菌検査室がある施設では検体提出から翌日には、すでに原因菌の検出などある程度判明している。

　臨床症状やプロカルシトニンやプレセプシンなどで敗血症を疑って、救急外来やICUで早期に抗菌化学療法など治療介入する。治療介入に対する評価、方向修正を行う第一段階は、この血液培養陽性が判明する24時間以内に行われるべきである。しかし、この段階はまだ経験的治療の範疇である。

　標的治療の段階は、さらに培養陽性が判明した検体から原因菌が確定されて、抗菌薬に対する薬剤感受性が判明した時点からである。標的治療を行うにあたっては、経験的治療で選択されている抗菌薬の再評価、治療方針再考が必要になる。

　すなわち、来院当日から24時間以内に各種検体から菌が存在すれば、グラム染色で判明して、2日目に培養検査で原因菌発育を認め同定、薬剤感受性のための検査が実施され、3日目には原因菌の同定、薬剤感受性が判明するというタイムラインを想定することができる。

3 微生物検体検査から検出された微生物から同定された原因菌がどれくらい原因菌として確からしいか？

経験的治療を開始する前に、適切な手技で血液培養など培養検体を採取しておくことからはじまる。血液培養であれば、好気性ボトル1本と嫌気性ボトル1本を1セットとして、異なる部位から2セット採取することが必要で、これなしには標的治療は成り立たない。

標的治療に移行するためには、原因菌が確定していることが必須となる。

血液培養から同定された微生物がどれくらい、その原因菌として確からしいものであろうか？

Weinstein らは、検出された微生物と臨床症状などから相関と各種の微生物が真の原因菌であるかを検討[2]している。

表1に示すように、黄色ブドウ球菌（*Staphylococcus aureus*）や肺炎球菌（*Streptococcus pneumoniae*）、腸内細菌科細菌であれば、真の原因菌としての可能性が高く、グラム陽性球菌の中でも黄色ブドウ球菌以外のコアグラーゼ陰性ブドウ球菌（coagulase-negative *Staphylococcus*：CNS）はほぼ汚染菌であるという判断がなされている。表皮ブドウ球菌（*Staphylococcus epidermidis*）については、表2に示すように臨床的に有意なものであるかについても検討がなされており、1セットのみであると汚染菌である可能性が97.1%であるが、2セット中2セット陽性であれば、真の原因菌の確率は60%であったとされている。表3に示すように、CNS、コリネバクテリウム属、プロピオバクテリウムなどが検出された場合、皮膚に常在菌であり血液培養検査では汚染菌である可能性が高い。検査室で汚染菌を判断する際の判断根拠は、このような知見に基づくものであり、古典的な目安として考えておく必要がある。ただし、この検討がなされたのは2000年以前であり、医療が高度化した現在においては、CNSが原因菌になるという報告も多数報告されているので、自施設のデータを知っておくことも必要である[3]。

表1 検出菌は真の起因菌と考えられるか？

検出菌		真の起因菌	皮膚常在菌	不明
グラム陽性菌	黄色ブドウ球菌（*Staphylococcus aureus*）	87.2	6.4	6.4
	コアクラーゼ陰性ブドウ球菌（CNS）	12.4	81.9	5.8
	エンテロコッカス（*Enterococcus*）	69.9	16.1	14.0
	肺炎球菌（*Staphylococcus pneumoniae*）	100	0	0
	ストレプトコッカス・ビリダンス（*Streptococcus Viridance*）	38	49.3	12.7
	A群β溶連菌（GAS）	100	0	0
	B群β溶連菌（GBS）	66.7	20	13.3
	バチルス（*Bacillus* sp.）	8.3	91.7	0
	コリネバクテリウム（*Corynebacterium*）	1.9	96.2	1.9
	ラクトバチルス（*Lactobacillus*）	54.5	18.2	27.3
嫌気性菌	ウェルシュ菌（*Clostridium perfringens*）	23.1	76.9	0
	クロストリジウム（*Clostridium* sp.）	80	20	0
	プロピオニバクテリウム（*Propionibacterium* sp.）	0	100	0
	バクテロイデス・フラギリス（*Bacteroides fragilis*）	100	0	0
グラム陰性菌	大腸菌（*Escherichia coli*）	99.3	0	9.7
	肺炎桿菌（*Klebsiella pneumoniae*）	100	0	0
	エンテロバクター・クロアカエ（*Enterobacter cloacae*）	100	0	0
	霊菌（*Serratina marcescens*）	100	0	0
	プロテウス・ミラビリス（*Proteus mirabiris*）	100	0	0
	緑膿菌（*Pseudomonas aeruginosa*）	96.4	1.8	1.8
	シュードモナス（*Pseudomonas*）	75.0	0	25.0
	ステノトロホモナス（*Stenotrophomonas* sp.）	71.4	0	28.6
	アシネトバクター・バウマニ（*Acinetobacter baumani*）	81.2	6.2	12.5
	インフルエンザ菌（*Haemophilus influenzae*）	100	0	0
真菌	カンジダ・アルビカンス（*Candida albicans*）	90	0	10
	カンジダ・アルビカンス以外のカンジダ（*Non albicans*）	100	0	0
	クリプトコッカス（*Cryptococcus*）	100	0	0

溶連菌：溶血性レンサ球菌
（Weinstein MP, Towns ML, Quartey SM, et al. The clinical significance of positive blood cultures in the 1990s：a prospective comprehensive evaluation of the microbiology, epidemiology, and outcome of bacteremia and fungemia in adults. Clin Infect Dis 1997：24：584-602 より引用）

表2 表皮ブドウ球菌が検出されたときの臨床的重要性

血液培養		臨床的重要性		
陽性セット数	実施セット数	真の起因菌	皮膚常在菌混入	不確定
1	1	0	97.1	2.9
1	2	2.2	94.8	3.0
2	2	60	3.3	36.7
1	3	0	100	0
2	3	75	0	25
3	3	100	0	0

(Weinstein MP, Towns ML, Quartey SM, et al. The clinical significance of positive blood cultures in the 1990s：a prospective comprehensive evaluation of the microbiology, epidemiology, and outcome of bacteremia and fungemia in adults. Clin Infect Dis 1997；24：584-602 より引用)

表3 血液培養分離菌の汚染菌としての頻度

菌　名	汚染菌の頻度（%）
コアグラーゼ陰性ブドウ球菌	58〜94
腸球菌属	1.8〜16.1
黄色ブドウ球菌	1.7〜25.0
エンテロバクター属菌	0〜15
カンジダ	0〜11.8
セラチア	0〜7
大腸菌	0〜2
緑膿菌	0〜1.8
ステノトロフォモナス・マルトフィリア	0
プロテウス属	0
クレブシエラ属菌	0
肺炎球菌	0

ステノトロフォモナス・マルトフィリア：*Stenotrophomonas maltophilia*
(Weinstein MP, Towns ML, Quartey SM, et al. The clinical significance of positive blood cultures in the 1990s：a prospective comprehensive evaluation of the microbiology, epidemiology, and outcome of bacteremia and fungemia in adults. Clin Infect Dis 1997；24：584-602 より引用)

4　救急・集中治療領域における抗菌薬の使い方（標的治療）

症例2　　糖尿病に対してインスリンで加療中の72歳、男性。1週間前から腹痛が出現。昨晩より、悪心、嘔吐が出現し、悪寒戦慄を伴った39℃台の高熱が持続した。診察上、軽度の黄疸を認めた。

　体温39.2℃、血圧80/60 mmHg、脈拍数120 beats/min、呼吸数25 breaths/min、WBC↑、CRP↑、ALP↑、γGTP↑、AST↑、ALT↑、腹部CT上、胆管拡張所見を認めた。

　タゾバクタム/ピペラシリン（TAZ/PIPC）4.5 g×3が開始された。

　抗菌薬投与前に採取された血液培養からはグラム陰性桿菌（大腸菌想定）が検出されており、セファゾリン（CEZ）へのデ・エスカレーション（de-escalation）が検討されている。

▼ 症例2解説

　敗血症で一番ポイントになるのは、どこの臓器（もしくは臓器系）が原因病巣であるかを考えることである。本症例では、臨床症状、臨床検査所見、画像検査で胆道系感染症が示唆される。原因病巣は胆道系、胆管炎、胆嚢炎ということになる。

　検査としては、2セットの血液培養、場合によっては胆汁培養を提出する。胆管炎などを想起しているのであれば、内視鏡的逆行性胆道膵管造影（endoscopic retrograde cholangiopancreatography：ERCP）などが実施される。

　治療については、化膿性胆管炎であれば、ERCPの際にドレナージを行うことで病態を改善させることができる。化膿性胆嚢炎であれば、抗菌化学療法を行う。いずれにしても抗菌化学療法が実施され、初期治療の抗菌薬が選択される。初期治療としては、胆道系感染症の原因菌となりうる、腸内細菌科細菌（ブドウ糖発酵グラム陰性桿菌）、バクテロイデス・フラギリス（*Bacteroides fragilis*）を中心とした嫌気性菌、腸球菌などを病態として想定する必要があり、これらをカバーすることを考慮した抗菌薬を投与する。これが、初期治療である。

　標的治療は初期治療開始2～3日後、血液培養などの培養検査結果に基づいて行われる。同定された真の原因菌の薬剤感受性によって行われるが標準的な治療を、院内のアンチバイオグラム、もしくは全国

サーベイランスなどを参考に確定治療の抗菌薬など治療を最適化する。

3 いかに標的治療を最適化するか？
―大腸菌なら TAZ/PIPC、セフェム系薬では失敗する―

どのように標的治療薬を選択するのであろうか？

多くの場合には同定された原因菌の薬剤感受性に基づいて治療薬選択がなされる。

大腸菌（*Escherichia coil*）による感染症であれば、ICU であろうが ICU でなかろうが、胆道系感染症を想起していれば、TAZ/PIPC で初期治療を行い、血液培養から大腸菌が同定されて感受性が分かれば、感受性がある薬物(例えば、CEZ など）を選択して標的治療を行うというのが治療の流れである。多くの場合はそれで良いと考える。

しかしながら、標的治療の際にどのような薬物を選択するかは同定された原因菌の薬剤感受性をみるだけでよいのであろうか？

サンフォードや日本感染症学会/日本化学療法学会の感染症治療ガイドなど多くの治療マニュアルが発刊されており、培養から同定された原因菌に対して標準的な推奨薬が決められている。また、院内にもアンチバイオグラムがあり、原因菌に対してどの抗菌薬を選択するべき推奨薬が提案されている。

迅速な抗菌薬選択が迫られる重症感染症においては、推奨薬を投与することでよいのだが、サーベイランスデータやアンチバイオグラムは一歩進んでみるとより細やかな抗菌薬選択が可能となる。

症例 2 の胆道系感染症では、大腸菌が同定された。薬剤感受性に基づいて抗菌薬を選択する。急性胆管炎、胆嚢炎診療ガイドラインでは、確かに TAZ/PIPC、CEZ などは治療選択薬として記載されている。しかし、これは本当であろうか？ 日本感染症学会、日本化学療法学会、日本臨床微生物学会 3 合同のサーベイランス[4]によると、表 4 に示すように大腸菌に対する、カルバペネム系薬、ゲンタマイシン（GM）やアミカシン（AMK）、レボフロキサシン（LVFX）やシプロフロキサシン（CPFX）に対する薬剤感受性が良い。しかしながら、臨床現場で汎用されている TAZ/PIPC が悪いようにみえる。これは基質特異性拡張型 β-ラクタマーゼ（extended-spectrum β-lactamase：ESBL）という β-ラクタマーゼを産生する大腸菌が影響していることが知られているからである。

表 4　大腸菌の薬剤感受性

agents	minimum inhibitory concentration (MIC) (μg/mL), n=54													suscepti- bility rate	geometric mean MIC (μg/mL)
	≤0.063	0.125	0.25	0.5	1	2	4	8	16	32	64	128	≥128		
タゾバクタム/ピペラシリン (TAZ/PIPC)				1	5	19	6	9	2	2	2	4	4	77.8%	6.599
セフタジジム (CAZ)		6	16	9	3	1	1	3	2	3	7	3		66.7%	1.650
セフェピム (CFPM)	32	3	4	6	2	1	3	1	2					88.9%	0.192
メロペネム (MEPM)	46	7									1			98.1%	0.073
ドリペネム (DRPM)	37	14	2				1							98.1%	0.086
イミペネム (IPM)			3	17	23	11								79.6%	0.857†
アズトレオナム (AZT)	19	11	4	1			4	2	1	7	3	2		72.2%	0.657
ゲンタマイシン (GM)			37	16	1									100.0%	0.315
アミカシン (AMK)					38	16								100.0%	1.228
シプロフロキサシン (CPFX)	43	4	1			2	1	2	1					88.9%	0.111
レボフロキサシン (LVFX)	37	7	2	2		1	2	2	1					90.7%	0.129
モキシフロキサシン (MFLX*)	10	27	7			5	3		2					81.5%	0.226
チゲサイクリン (TGC*)			6	35	4	5	3	1						83.3%	0.655

Shaded column indicate the non-susceptive range. * : breakpoints defined by EUCAST was used. † : vs. MEPM, P=0.020, DRPM, P=0.033
(Takesue Y, Kusachi S, Mikamo H, et al. Antimicrobial susceptibility of common pathogens isolated from postoperative intra-abdominal infections in Japan. J Infect Chemother 2018 ; 24 : 330-40 より引用)

では大腸菌による感染症に対してTAZ/PIPCは使用することはできるのであるのか？

Retamarの検討[5]によれば、ESBL産生大腸菌に対して、TAZ/PIPCが尿路感染症では良好な臨床効果が得られていたが、尿路感染症以外の症例では臨床効果が不良であることが示唆されている。ブレイクポイントがTAZ/PIPC、MIC（minimum inhibitory concentration；最小発育阻止濃度）32 mg/L以上であるが、それ以下の感受性とされる場合でも臨床的に治療失敗する可能性があるのである。この場合、どのくらいからTAZ/PIPCが投与可能であるのか？

TAZ/PIPCのMICが2 mg/L以下であれば、投与が可能であることがRetamarらにより示されている。

また、同定された大腸菌がESBL産生菌であることが明確に判明した場合には、カルバペネム系薬の選択が推奨される。セファマイシン系のセフェム系薬やTAZ/PIPCなども治療選択肢となりうるが、上記の理由で尿路感染症に限定される。ESBL産生大腸菌に対する胆道系感染症の抗菌化学療法であれば、カルバペネム系薬ということになる。

どのカルバペネム系薬がよいのか？

同じカルバペネム系薬には2018年9月現在、メロペネム（MEPM）、ドリペネム（DRPM）、ビアペネム（BIPM）、イミペネム（IPM）、パニペネム（PAPM）の5剤が存在する。

大腸菌に対してどの薬物を選択するべきであろうか？

これについてもサーベイランスデータをみれば答えがでている。DRPMやMEPMのほうがIPMよりも大腸菌に対してMICが低い傾向にある。同系統の薬物であるので、MICを比較することが可能である。また、カルバペネム系薬はESBL産生大腸菌に対して効果があるといわれているが、このようにMIC分布が異なっている状況を考慮すると単純に感受性（S）、中等度（I）、耐性（R）だけに注目するのではなく、MIC値のもつ意味、最大殺菌作用を示すために容量選択について考えることも重要である。

また、症例2で同定されたのが、大腸菌ではなく、腸球菌が同定された場合はどうであろうか？

上記のようにカルバペネム系薬であれば、DRPMやMEPMよりもIPMがよいということになる。しかしながら、仮に腸球菌に対するカルバペネム系薬の薬剤感受性が感受性ありと判定されている場合でも、効果不十分になることが

知られており、アンピシリン（ABPC）に感受性があれば、ABPC、ABPC に耐性であれば、バンコマイシン（VCM）を投与することが推奨されている。

　以上のように、標的治療を行ううえで迅速な診断を実施していくためには原因菌の同定が必須であり、迅速な同定のためには細菌検査技師との連携が重要である。また、抗菌薬選択においては、同定された原因菌の抗菌薬感受性にのみ注目するのではなくて、サーベイランスデータやアンチバイオグラムなどで標準的な治療選択肢を知っておくことで、より有効な抗菌化学療法の実戦が可能になるのである。

【 文　献 】

1) Saito T, Senda K, Takakura S, et al. Detection of bacteria and fungi in BacT/Alert standard blood-culture bottles. J Infect Chemother 2003 ; 9 : 227-32.

2) Weinstein MP, Towns ML, Quartey SM, et al. The clinical significance of positive blood cultures in the 1990s : a prospective comprehensive evaluation of the microbiology, epidemiology, and outcome of bacteremia and fungemia in adults. Clin Infect Dis 1997 ; 24 : 584-602.

3) 仲田佑未，藤原弘光，上灘紳子ほか．大学病院における血液培養陽性事例に関する検討．日環境感染会誌 2016 ; 31 : 107-12.

4) Takesue Y, Kusachi S, Mikamo H, et al. Antimicrobial susceptibility of common pathogens isolated from postoperative intra-abdominal infections in Japan. J Infect Chemother 2018 ; 24 : 330-40.

5) Retamar P, López-Cerero L, Muniain MA, et al. Impact of the MIC of piperacillin-tazobactam on the outcome of patients with bacteremia due to extended-spectrum-β-lactamase-producing *Escherichia coli*. Antimicrob Agents Chemother 2013 ; 57 : 3402-4.

（鈴木　克典）

I. 総 論

5 小児救急・集中治療における特殊性

KEY WORDS
- こどもは小さな大人ではない
- 予防接種
- 服薬アドヒアランス
- 小児の薬物動態
- 感染症診療の原則

POINTS
- 感染症の診療原則は小児も成人も同じである。すなわち、背景（年齢）、感染臓器、想定微生物から適切な抗菌薬を選択する。小児の場合にはその際の年齢が大事である。疫学データも意識する。
- 抗菌薬選択について小児の特徴、使える抗菌薬を理解する。
- ワクチン接種歴や年齢によって免疫能力が異なることを理解する。

── こどもは小さな大人ではない？ ──

「こどもは小さな大人ではない」小児医療に携わる者だけでなく、ほとんどの医療従事者が一度は耳にしたことがある言葉だろう。確かに小児は成人と比較して解剖学的や生理的な違いが存在し、薬物の使用量や適応にも違ったものがある。「小児と大人は違う」というこの言葉は、医療が専門分野により細分化されるとともに広まり、小児科学の発展の礎となった。

一方でこの言葉が独り歩きすることによって、「小児は特別だから」「小児は小児科医だけが診るべき」といった考え方が広がってしまう弊害も併せてもっている[1,2]。感染症診療の原則は"背景"と"感染臓器"から"微生物"を想起して抗菌薬や治療方法を選択することである。この場合の"背景"に単に年齢が入ってくるのであり、成人においても基礎疾患や免疫不全の有無で想定微生物は変わってくるだろう。小児と成人も、考え方の原則は変わらない。

感染症診療の考え方の原則は同じ中で、以下に挙げるようないくつかの小児の特徴を理解しておくことは小児診療を行ううえで必要なことである。

表1　5歳未満の小児の髄膜炎の年次発生頻度（10万小児あたり）

	2008〜2010	2011	2012	2013	2014
インフルエンザ桿菌	7.7	3.3	0.6	0.2	0
肺炎球菌	2.8	2.1	0.8	1.1	0.8
B群β溶連菌（GBS）	1.3	1.3	1.5	0.9	1.5

(岡田賢司，菅　秀，庵原俊昭ほか．小児の細菌性髄膜炎に対するワクチンの効果．日化療会誌 2016；64：652–55 より一部改変引用)

コラム　変わりうる侵襲性小児感染症

　2010年に公費助成の対象となり、2013年に定期接種となった肺炎球菌ワクチンとインフルエンザ桿菌B型ワクチンの効果は非常に大きく、特にインフルエンザ桿菌は大幅に減少した[3]（表1）。現在は肺炎球菌のワクチン株以外の血清型が増えていること[4]や成人同様グラム陰性桿菌の耐性菌が問題となりつつある[5]。

1 小児の抗菌薬選択に関する特徴

1 年齢によって想定する微生物が違う

> **症例1**
> 　2歳、男児。発熱と痙攣を主訴に来院した。
> 　来院時ショック状態。髄液細胞数の上昇があり、髄膜炎の診断でセフトリアキソン（CTRX）とバンコマイシン（VCM）の静注を開始した。後日血液培養と髄液培養からカルバペネム耐性の肺炎球菌（*Streptococcus pneumoniae*）が検出され、肺炎球菌ワクチン未接種だったことも判明した。

　例えば髄膜炎の場合、生後1ケ月未満の新生児期には出生時やその後に獲得する微生物が原因となり、母体からの腸内細菌科細菌やB群β溶血性レンサ球菌（Group B *Streptococcus*：GBS）、リステリアなどが治療対象となる。生後1ケ月を過ぎるとGBSや肺炎球菌、インフルエンザ桿菌などが主要な微生物と

なり、腸内細菌科細菌の関与はだいぶ可能性が下がってくる。さらに生後3ケ月以降は肺炎球菌とインフルエンザ桿菌がその原因となる（コラム）。

院内感染症に関しては成人と小児では起因微生物に大きな違いの報告はないが、集積データも多くはなくその実態は定かではない。また院内感染であってもウイルス感染症が一定の割合で関与していることを想定しておく必要がある。

2 ウイルス感染症が多い＜症例2＞

> 生後2ケ月、男児。発熱を主訴に来院。
> 発熱以外に目立った所見はなく、血液検査、髄液検査でも異常所見はなかった。発熱の経過観察のために入院したが、翌日になって無呼吸、腹部膨満が出現。その後ショック、多臓器不全となり敗血症の診断でICUに入室した。同時に体幹に1mm大の散在性の小紅斑が出現した。髄液、便、血液からパレコウイルス3型が検出された。

小児の感染症の多くはウイルス感染であり、時に重症な症状を呈することもある。特に呼吸器感染症の9割はウイルス感染といわれており、安易な抗菌薬処方は慎むべきである。

3 成長発達やワクチン接種歴により免疫能力に違いがある

免疫系の発達は複雑で抗体産生能力やリンパ球、皮膚や消化管の発達などさまざまな因子によって規定される。有名な概念図にスキャモンの発達曲線がある（図1）。これは1930年代に提唱された考え方で、細かな部分の信憑性には問題があるものの[6]、小児の発達を理解するのには分かりやすい。免疫能力はこのうち"リンパ系"と称される部分であり、学童期前後で成人基準に近づくことが分かる。集団生活により流行する微生物が成人とは異なる部分があるが、免疫機能としては学童以降＝成人と考えられる。初めて感染症にかかり発熱するのは生後6ケ月前後に多いとされる。これはこの時期に母親からの移行抗体が消失し、かつ自己の交代産生能力が低いために体内の抗体の総量が低いことが一因である（図2）。ほかにも外部との接触が増えるのもこの時期であ

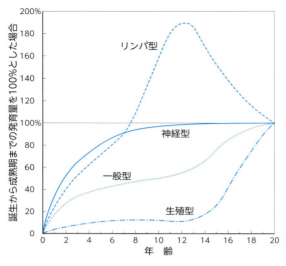

図1 スキャモンの発達曲線

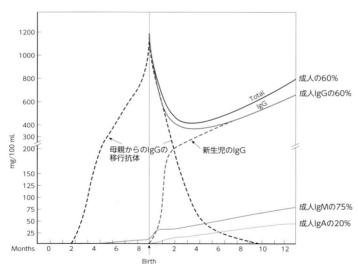

図2 胎内から乳児期までの血清免疫グロブリン（IgG, IgM, IgA）の推移
Immunoglobulin (IgG, IgM, and IgA) levels in the fetus and in the infant in the first year of life. IgG of the fetus and newborn infant is predominantly of maternal origin. Maternal IgG disappears by age 9 months, by which time endogenous synthesis of IgG by the infant is well established. IgM and IgA of the neonate are entirely endogenously synthesized because maternal IgM and IgA do not cross the placenta.
(Saxon A, Stiehm ER. The B-lymphocyte system. In：Stiehm ER, editor. Immunologic disorders in infants and children（3 ed）. Philadelphia：WB Saunders；1989. p.40-67 より引用)

り、例えば同胞がいるような家庭ではより早期に感染症にかかりやすい。

　実際の臨床では基礎疾患がないかぎりそこまで個々の患者で免疫能力の違いを意識することは多くはないが、

　①新生児は免疫学的に未成熟

　②学童期までは感冒にかかりやすい。

　③ワクチンの接種の有無で獲得している免疫能力に差がある。

　④先天性の免疫不全が背景疾患に隠れている可能性がある。

　ことは認識しておく必要がある。

4 　小児薬物動態の特徴[7]

　小児の薬物動態は年齢によって変化する。新生児は細胞外液の量が多い、肝代謝機能が未熟、腎機能が未熟などの理由で静注製剤の半減期は長くなる。一方で胃内の PH は低くペニシリンなどの酸性で解離される内服薬物は吸収率が高くなる[7]。実際の臨床では一つ一つの薬物の体内動態を覚えるのは困難であるので、後述の教科書を参考に各施設採用の薬物の使用量一覧を作成するのがよい。著者の病院で使用している静注抗菌薬投与量の目安を表 2 に示す。

5 　起因微生物の同定が難しい

　例えば乳幼児の呼吸器感染症の場合、下気道からの喀痰を採取するのは困難であり、また鼻咽頭（上咽頭）の拭い液の培養は保菌と起因菌の区別が難しい。そのため起因微生物の同定が困難なことが多々ある。その際には、

　①疫学情報を参考に抗菌薬を選択する。

　②すべての菌や耐性菌を最初から治療対象と考えるのではなく、重症度に応じてカバーする菌の範囲を考える。経験的治療＝広域抗菌薬ではなく、時に最初は狭域から開始することもありうる。24 時間患者のモニタリングができ、すぐに介入できる ICU だからこそ step up approach が可能となる。

　などを意識する。

表2　当院で使用している静注抗菌薬使用量一覧

	抗菌薬（略号）		1日投与量	1日投与回数
ペニシリン	ペニシリンGカリウム（PCG）		15万U/kg/day	4
		重症	30万U/kg/day	6
	アンピシリン（ABPC）		200 mg/kg/day	4
		心内膜炎髄膜炎	300〜400 mg/kg/day	4〜6
	アンピシリン/スルバクタム（SBT/ABPC）		225 mg/kg/day	4
		重症	300 mg/kg/day	4
	ピペラシリン（PIPC）		400 mg/kg/day	4
	ピペラシリン/タゾバクタム（TAZ/PIPC）		337.5 mg/kg/day	3
セフェム	セファゾリン（CEZ）		100 mg/kg/day	3
		重症	150 mg/kg/day	3
	セフォチアム（CTM）		80 mg/kg/day	3
		重症	160 mg/kg/day	3
	セフメタゾール（CMZ）		100 mg/kg/day	3
		重症	150 mg/kg/day	3
	フロモキセフ（FMOX）		80 mg/kg/day	3
		重症	150 mg/kg/day	3
	セフォタキシム（CTX）		150 mg/kg/day	3
		重症	200 mg/kg/day	4
		髄膜炎	300 mg/kg/day	4
	セフトリアキソン（CTRX）		75 mg/kg/day	1
		髄膜炎	100 mg/kg/day	1
	セフタジジム（CAZ）		150 mg/kg/day	3
		重症	200 mg/kg/day	3
	セフェピム（CFPM）		100 mg/kg/day	3
		重症	150 mg/kg/day	3
カルバペネム	メロペネム（MEPM）		90 mg/kg/day	3
		髄膜炎	120 mg/kg/day	3
アミノグリコシド	ゲンタマイシン（GM）		7.5 mg/kg/day	1
	アミカシン（AMK）		22.5 mg/kg/day	1
マクロライド	エリスロマイシン（EM）		20 mg/kg/day	4
	ジスロマック（AZM）		10 mg/kg/day	1
ニューキノロン	シプロフロキサシン（CPFX）		30 mg/kg/day	2

（次頁につづく）

表2（つづき）

	抗菌薬（略号）		1日投与量	1日投与回数
抗MRSA	バンコマイシン（VCM）		45 mg/kg/day	3
		重症	60 mg/kg/day	4
	テイコプラニン（TEIC）	初回	10 mg/kg/回を12 hrごと3回	1
			6〜10 mg/kg/day	1
		重症	10 mg/kg/day	
その他	クリンダマシン（CLDM）		20 mg/kg/day	3
		重症	40 mg/kg/day	4
	ホスホマイシン（FOM）		200 mg/kg/day	4
	ミノサイクリン（MINO）		4 mg/kg/day	2
	アネメトロ（MNZ）		40 mg/kg/day	4

(兵庫県立こども病院)

6 服薬アドヒアランス（表3）

小児の服薬遵守は臨床効果に直結する。患児の薬物拒否に加えて保護者の与薬アドヒアランスも重要な点であり[8]、薬物の意義や飲み方に関して保護者へ十分な説明を行う。アイスクリームやジュースとの飲み合わせによりアドヒアランスが良くなることも多々あり、薬剤師の協力のもと指導を行う。また例えばスルファメトキサゾール/トリメトプリム（ST合剤）やクリンダマイシン（CLDM）は散剤にすると苦味が強く内服できないことも多いため、味や飲み口などに関しても日頃から薬剤師と連携をとっておくことが望ましい。

7 投与の禁忌、注意すべき抗菌薬

ニューキノロン剤は動物実験における関節障害の報告により小児に対しては内服薬物のノルフロキサシン（NFLX）とトスフロキサシン（TFLX）のみ適応とされていたが、2015年よりシプロフロキサシン（CPFX）が「複雑性膀胱炎、腎盂腎炎、炭疽、嚢胞性線維症における緑膿菌による呼吸器感染に伴う症状の改善」に対して小児の適応が拡大した[9]。

このほか比較的小児に特有の抗菌薬の副作用について表4にまとめた。

個別疾患の対応は別記したマニュアルや成書を参考にされたい。

表3　外来診療で覚えておくべき経口抗菌薬

	適応疾患	用　量	一緒に摂取すると苦味などが増強して飲みにくくなる組み合わせ
アモキシシリン (AMPC)	呼吸器感染 中耳炎 （肺炎球菌，インフルエンザ桿菌） 咽頭炎（溶連菌）	90 mg/kg/day （溶連菌 50 mg/kg/day）	
アモキシシリンクラブラン酸 (AMPC/CVA)	中耳炎 （肺炎球菌，インフルエンザ桿菌） 動物咬傷	アモキシシリン量で（90 mg/kg/day）	乳酸菌飲料，リンゴジュース，ミルク
セファレキシン (CEX)	皮膚軟部組織感染，膿痂疹（MSSA，溶連菌） 尿路感染（大腸菌）	100 mg/kg/day	
スルファメトキサゾール/トリメトプリム (ST 合剤)	皮膚軟部組織感染（MRSA） 尿路感染（大腸菌，腸内細菌科細菌）	トリメトプリムとして 8 mg/kg/day	ヨーグルト，乳酸菌飲料，リンゴジュース，ブドウゼリー，緑茶
マクロライド	マイコプラズマ，百日咳	アジスロマイシン 10 mg/kg/day クラリスロマイシン 15 mg/kg/day	乳酸菌飲料，リンゴ，オレンジ，スポーツドリンクなどの酸性飲料

MSSA：methicillin-susceptible *Staphylococcus aureus*（メチシリン感受性黄色ブドウ球菌），MRSA：methicillin-resistant *Staphylococcus aureus*（メチシリン耐性黄色ブドウ球菌），大腸菌：*Escherichia coli* 溶連菌：溶血レンサ球菌

症例 **3**　2歳、男児。発熱、咳嗽、鼻汁、水様便があり近医を受診した。上気道炎、胃腸炎の診断でセフジトレンピボキシル（CDTR-PI）を処方された2日後、自宅にて活気不良に引き続き痙攣が出現し救急外来を受診した。

痙攣は難治性で、血糖測定をすると 10 mg/dL であった。

I　総論

表 4　小児で気をつけたい抗菌薬の副作用

テトラサイクリン (TC)	歯牙のエナメル質の形成不全により永久歯の萌出前に服用すると歯牙黄染を来すことがある．8 歳未満には原則使用しない
経口第 3 世代セフェム	低カルニチン血症から低血糖を起こすことがある[10]〈症例 3〉
セフトリアキソン (CTRX)	特に新生児期に高ビリルビン血症を起こす．またカルシウム製剤と同一ルート使用すると結晶性物質が体内で作られ臓器に沈着する[11]
マクロライド	肥厚性幽門狭窄症のリスクが 2.5 倍上昇（特に生後 2 週間以内に内服した場合[12]）

　小児だからといって過度にリスクを見積もったり、慎重になったりすることはない。知識がないがゆえに最適な治療ができなくなることは避けなければならず、各病院において簡単に利用できるマニュアルを作成しておくことや日頃から薬剤師とのコミュニケーションをとっておくことなどは大切なことである。

※：実際に参考にしている教科書

　ネルソン小児感染症治療ガイド（医学書院．2016）

　Pediatric & Neonatal Dosage. Handbook Red Book 2018（LEXI-COMP）

【 文　献 】

1)　植田育也．PICU 特集のコンセプト．INTENSIVIST 2012；4：581-2.

2)　Time to be serious about children's health care. Lancet 2001；358：431.

3)　岡田賢司，菅　秀，庵原俊昭ほか．小児の細菌性髄膜炎に対するワクチンの効果．日化療会誌．2016；64：652-55.

4)　Somech I, Dagan R, Givon-Lavi N, et al. Distribution, dynamics and antibiotic resistance patterns of *Streptococcus pneumoniae* serotypes causing acute otitis media in children in southern Israel during the 10 year-period before the introduction of the 7-valent pneumococcal conjugate vaccine Vaccine 2011；29：4202-9.

5)　Logan LK. Carbapenem-resistant *Enterobacteriaceae*：an emerging problem in children. Clin Infect Dis 2012；55：852-9.

6)　藤井勝紀．発育発達と Scammon の発育曲線．スポーツ健康科学研究 2013；35：1-6.

7)　Kearns GL, Abdel-Rahman SM, Alander SW, et al. Developmental pharmacology--drug disposition, action, and therapy in infants and children. N Engl J Med 2003 ; 349 : 1157-67.

8) 大野　雅. 家庭における乳幼児に対する与薬アドヒアランスの実態―保護者の療養意識との関連について―. 小児保健研究 2014 ; 73 : 578-83.

9) 谷河賞彦. 薬物臨床薬理事典. ニューキノロン系注射用抗菌薬―シプロキサン®注―高用量および小児への追加適応. 化学療法の領域 2016 ; 32 : 1733-48.

10) Makino Y, Sugiura T, Ito T, et al. Carnitine-associated encephalopathy caused by long-term treatment with an antibiotic containing pivalic acid. Pediatrics 2007 ; 120 : e739-41.

11) Donnelly PC, Sutich RM, Easton R, et al. Ceftriaxone-associated biliary and cardiopulmonary adverse events in neonates : a systematic review of the literature. Paediatric Drugs 2017 ; 19 : 21-34.

12) Murchison L, De Coppi P, Eaton S. Post-natal erythromycin exposure and risk of infantile hypertrophic pyloric stenosis : a systematic review and meta-analysis. Pediatric Surgery International 2016 ; 32 : 1147-52.

(伊藤　雄介)

第Ⅱ章

各 論
A 重症感染症

II. 各　論：A 重症感染症

1 壊死性軟部組織感染症

KEY WORDS
- 壊死性軟部組織感染症
- 壊死性筋膜炎
- ガス壊疽
- LRINEC スコア
- 劇症型溶血性連鎖球菌感染症

POINTS
- 壊死性軟部組織感染症を包括的概念として理解する。
- 原因菌、感染の経緯によらず初期アプローチは同一である。
- 壊死性軟部組織感染症と重症蜂窩織炎との鑑別はしばしば困難であり Finger テストを積極的に行う。
- 壊死組織すべてをデブリドマンすることが最も大切な治療である。
- 単一菌感染の蓋然性が高くないケースにおいて初期抗菌薬はブロードに十分量を投与する。

1 壊死性筋膜炎（NF）と壊死性軟部組織感染症（NSTI）

　壊死性筋膜炎（necrotizing fasciitis：NF）は、近年、壊死性軟部組織感染症（necrotizing soft-tissue infections：NSTI）と呼称されることが多い[1~3]。用語として若干の混乱があり最初に整理したい。

①壊死性筋膜炎は筋膜を中心とするためそのように呼ばれてきたが、表皮、真皮、皮下組織、筋膜、筋肉と広い範囲に及ぶ[1~3]ため壊死性軟部組織感染症と呼ぶほうが表現として正しい。深在筋膜を中心とすると強調されやすいが、皮膚〜深在筋膜〜筋肉の間で病変が水平方向、垂直方向に急速に進行すると理解しなければならない。

　この考えにおいては、壊死性筋膜炎⇒壊死性軟部組織感染症となる。

②従来、ガス壊疽と壊死性筋膜炎は区別されてきた。ガス壊疽には広義〔ガス像があればガス壊疽。クロストリジウム属以外の菌も原因となりうる〕

1　壊死性軟部組織感染症　**067**

と、狭義〔クロストリジウム属を原因菌とする〕があり、古典的にはガス壊疽といえばウエルシュ菌（*Clostridium perfringens*）を原因菌とする四肢の重篤な感染症であった（衛生環境の改善などにより近年ウエルシュ菌は原因菌としての頻度が減少した[4]）。一方、壊死性筋膜炎は化膿レンサ球菌（*Streptococcus pyogenes*）を原因菌とするものが主なものとされ、ガス像の有無で両者を区別する考えがあった。しかし、壊死性筋膜炎は複数菌の混合感染を原因とすることが多いこと（後述）、クロストリジウム属も単独感染だけでなく混合感染の原因菌となること、クロストリジウム属を原因菌としてもガス像がないこともあれば、クロストリジウム属以外の原因菌においてもガス像がみられることがある。ガス壊疽、壊死性筋膜炎ともに進行が非常に早く命を脅かすケースがあるため原因菌を問わず病態を包括的に理解し迅速に診断・治療しなければならず、壊死性軟部組織感染症としてとらえる[2]。

この考えにおいては、壊死性筋膜炎＋ガス壊疽＝壊死性軟部組織感染症となる。

重要であるのは、原因菌・素因・発症機序などに違いはあるが、初期臨床的アプローチ（壊死性軟部組織感染症の診断と治療）は同一である[1,2]ことである。包括的概念として壊死性軟部組織感染ととらえるようになったと理解したい。

※：クロストリジウム（*Clostridium*）属は混合感染の原因菌でもありガス壊疽を壊死性筋膜炎 Type I に含める考えもあれば、あくまでガス壊疽を Type I と区別する考えもある。NEJM 誌の壊死性軟部組織感染症の総説[1]においては、区別されている。本稿においても区別した。

> **裁判事例**　2011 年 4 月 20 日、69 歳、女性 A は右下肢を虫に刺され、同部位は腫れ痛み・熱が強かったが我慢した。27 日、近医を受診し「右下肢虫咬症疑」で入院が必要とし B 病院皮膚科 C 医師に紹介されたが、通院治療可能として帰宅された。28 日も C 医師を受診した。29 日午前 5 時、意識朦朧となって倒れこみ B 病院に搬送されたが、ショック状態であり午前 9 時ごろ死亡した。

家族は、

（1）A の死亡は虫さされ後に壊死性筋膜炎に罹患しその急速な進展により起こったものである。

（2）局所症状として右下肢に水疱・紅斑、発赤、一部色素沈着があり、足船体が赤黒く腫れあがり 500 円玉大の水疱には膿の貯留があり、全身状態は、38.4℃の発熱、全身倦怠感、歩行困難など、その 2〜3 日前にはなく急速な進展であり、壊死性筋膜炎を疑うべき所見があることから、①CT や MRI でガスの有無や炎症範囲を把握し、②一般血液検査で白血球数や CRP 値を把握し、③細菌検査または検体の塗装鏡検など各種検査を実施し、④試験切開などをすべきであったが、それらを実施しなかった注意義務違反があり、

（3）それにより壊死性筋膜炎と診断せず、その治療のために①カルバペネム系抗生物質などの広域スペクトラムの抗生物質の大量投与などなく、②菌の同定のための血液培養、菌培養や、水疱・血疱内容物の塗抹検査などなく、③デブリドマン（局所切除）などなく、それらを怠った医師の過失がなければ、死亡結果は十中八九回避できていたとして、

（4）計 6,083 万円の損害賠償を求め提訴した。

裁判所は、原告の訴えを大筋で認め、B 病院に 5,161 万円の支払いを命じた。

（宮崎地裁判決。平成 27 年 12 月 18 日）

（文献 5 より著者が抜粋、一部表現を著者が改変）（参考：図 1）

この裁判事例は、NSTI の怖さをまさに象徴するものである。

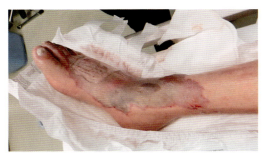

図1　下肢病変のイメージ（裁判事例参考図）
本裁判事例ではなく，著者施設における同様の症例の写真

2 壊死性軟部組織感染症の病因（表1、2）

a．菌の侵入経路

　壊死性筋膜炎、ガス壊疽ともに創部や傷など菌の皮膚経由のものにおいても、創部はごく小さいものであることは少なくない。手術も関連する。また、感染源が明らかではない特発性（非外傷性）は珍しくなく、血流感染を原因とするものがある。腸内細菌科の菌が原因であるときは腸内菌が消化管経由で血中に入ったと推理される場合がある。ビブリオ・バルニフィカス（*Vibrio vulnificus*）やアエロモナス・ハイドロフィラ（*Aeromonas hydrophilia*）などは経口感染もあり食中毒菌でもある。

b．壊死性筋膜炎

　TypeⅠ、TypeⅡに分けられる（表1：TypeⅢ・Ⅳ呼称は必ずしも一般的ではない）。混合感染症（複数菌感染症）によるものがTypeⅠであり2/3を占め、原因菌は多種に及ぶ。1/3は単一種類の感染症であり（TypeⅡ）、グラム陽性球菌を原因とする。TypeⅠは糖尿病など免疫不全を背景とするのに対して、TypeⅡは健常者にも起こりえる。

　外陰部に発生したときはフルニエ壊疽（男性、糖尿病患者に多い。欧米ではHIV感染症が基礎疾患として報告される[6]）、頸部に発生したときはLudwig's

表 1　病因による NSTI の分類と割合

分　類	微生物	背景・危険要因	死亡率
I 混合感染 70〜80％	少なくとも 1 つの嫌気性菌 通性嫌気性菌 （Enterobacteriaceae, nongroup A Streptococci）	中高年 免疫不全 糖尿病，肥満，慢性疾患	さまざまであり，基礎 疾患による
II 単一細菌感染 20〜30％	A 群 β 溶連菌（GAS） 黄色ブドウ球菌 ⇒トキシンショック症候群	若年者 正常免疫能 小外傷，手術，経静脈ド ラッグ使用，糖尿病	＞32％ 心筋炎やトキシック ショックの合併による
III 超急性 アジアに多い ＜1％	グラム陰性菌，しばしば海水 関連菌 （V. vulnificus）	中高年 温海水への曝露，海産物 摂取 中等度〜重症肝疾患	30〜50％ 診断が遅れた場合 （＞24 hr）≒100％
IV 真菌 ＜1％	カンジダ属，ムコール 接合菌	中高年 免疫不全	＞47％

黄色ブドウ球菌：Staphylococcus aureus，トキシンショック症候群：Toxic shock syndrome
（Paz Maya S, Dualde Beltrán D, Lemercier P, et al. Necrotizing fasciitis：an urgent diagnosis. Skeletal Radiol 2014：43：577-89 を基に加筆・再構成して作成）

angina など部位に応じた名称がある。

c．クロストリジウム性ガス壊疽（Clostridial gas gangrene、Clostridial myonecrosis）

　クロストリジウム菌（嫌気性菌）は土壌やヒト、動物の便中に存在する。クロストリジウム属は嫌気性条件下で増殖し、大きな外傷後、四肢に発生することが多い。初期より悪寒・戦慄などの激しい全身症状を伴う。局所を圧迫すると握雪感がある。

3 診断―壊死性軟部組織感染症を想起することが最も重要―

　壊死性軟部組織感染症は 35〜80％が初診時に蜂窩織炎や膿瘍と診断される[7]。最も重要なことは、壊死性軟部組織感染症を常に頭の片隅におき見逃さないことである。特に糖尿病患者・肝硬変患者などが皮膚の痛みを訴えるときは、「壊死性軟部組織感染症ではないか？」と考えるぐらいの姿勢が求められる。

表2 特定の NSTI を予想する因子

予想のもととなる要因	clinical syndrome	原因菌
穿通性大外傷：挫滅あるいは深く穿通した外傷	ガス壊疽	*C. perfringens*，*C. histolyticum*，*C. novyi*，or *C. sordellii*
穿通性小外傷： 　淡水への曝露 　海水への曝露	Type Ⅱ	 *A. hydrophila* *V. vulnificus*
小非穿通性外傷：筋緊張，捻挫，挫傷	Type Ⅱ or レンサ球菌による筋壊死	*S. pyogenes*
粘膜損傷：粘膜裂傷（直腸，膣，尿道），胃腸・尿生殖器・婦人科手術	Type Ⅰ	混合性好気性・嫌気性菌
皮膚裂傷： 　水痘創 　虫刺傷 　ドラッグ注入	Type Ⅱ or レンサ球菌による筋壊死 Type Ⅱ or レンサ球菌による筋壊死 ガス壊疽	*S. pyogenes* *S. pyogenes* *C. perfringens*，*C. histolyticum*，*C. novyi*，or *C. sordellii*
免疫抑制状態： 　末梢血管疾患を伴う糖尿病 　肝硬変と海産物摂取 　好中球減少症	Type Ⅰ Type Ⅱ ガス壊疽	混合性好気性・嫌気性菌 *V. vulnificus* *C. septicum*
妊娠，出産，自然流産，人工流産，婦人科的処置や手術	Type Ⅱ or レンサ球菌による筋壊死 or クロストリジウム属による筋壊死	*S. pyogenes*，*C. perfringens*，or *C. sordellii*
隠れた要因：ガンを含む大腸病変	自然ガス壊疽	*C. septicum*

C. histolyticum；ヒストリチカム菌，*C. novyi*；ノービィ菌，*C. sordellii*；クロストリジウム・ソルデリィ，*C. septicum*；セプチクム菌
(Stevens DL, Bryant AE. Necrotizing soft-tissue infections. N Engl J Med 2017；377：2253-65 より引用)

　典型所見は皮膚の紅斑、腫脹、水疱などであり、それらがあれば想起されやすいが、そういった所見に乏しいケース（あくまで炎症の中心は軟部組織〜筋膜にあるからである）は少なくない。蜂窩織炎との鑑別が難しいケースは多い。ピットフォールが多くあることを意識したい（表3）。皮膚所見のわりに痛みが強い、皮膚所見の範囲より痛みを伴う範囲が広い、皮膚所見のわりに全身状態が悪い、意識障害を伴う、初期抗菌薬治療に反応しないといったケースは、壊死性軟部組織感染症を強く疑わなければならない[1〜3]。

表3　NSTI 診断のピットフォール

ピットフォール	説　明
発熱なし	NSAIDs の自己内服，ER や術後投与されていると，しばしば熱はみられない．*C. sordellii* による感染時にも熱は欠如する
皮膚症状の欠如	自発的あるいは特発的な感染（例：明らかなバクテリアの侵入口がない感染）を伴う患者においては，深部の軟部組織から始まり病末期になるまで皮膚症状がでない
ひどい痛みを傷や手技のせいとする	ひどい痛みは壊死性感染症を見つけるキーとなる．しかし，そのような感染症が手術や出産後進展したとき，痛みは誤ってそれらによるものとされやすい．同様に会陰部の痛みは，痔や精巣上体炎や膣あるいは直腸外傷によるとされやすい．痛みが原因と考えられた病態に釣り合わなかったり疼痛管理のためのオピオイドや NSAIDs を必要とするなら，進行中の壊死性感染症がある可能性を考慮されるべきである．痛みは，麻薬や NSAIDs の使用により，あるいは糖尿病を合併した神経炎により痛みはないことがある
特異的な画像所見なし	壊死性感染を有する患者において，画像所見は，深部組織のガス所見なく浮腫を呈するのみもありうる．この所見は非感染原因（例：軟部組織損傷や手術や分娩後の状態）と矛盾ないため，診断に至るのが遅れうる
全身症状を他の原因とする	嘔気，嘔吐，下痢は GAS 感染症の毒素血症の初期症状であるかもしれない．それら症状は食中毒やウイルス感染症によるものと間違われる

NSAIDs：nonsteroidal anti-inflammatory drugs（非ステロイド性抗炎症薬）
(Stevens DL, Bryant AE. Necrotizing soft-tissue infections. N Engl J Med 2017；377：2253-65 より引用)

　壊死性軟部組織感染症は、軟部組織～深部筋膜を炎症の主体とするものであり、疑ったら速やかに外科的切開により筋膜・軟部組織の壊死を確認する。表在筋膜の脆弱、皿を洗ったような灰色の浸出液（dishwater-gray exudate）、膿がないことが挙げられる。血管が途絶しているため、出血も乏しい。壊死性軟部組織感染症は非常に進行が速いケースがあり、診断は翌日などと考えてはならない。皮膚科医など専門医に迅速に相談できないのであれば、初療医自ら確認すべきであろう。発赤が強い部分・硬結部分・水疱形成など怪しい部分に数 cm の皮膚切開を深部筋膜まで入れ、評価者の指を創部に入れて評価することは難しくない（Finger test）[2~4]。筋膜と脂肪組織境界を指で容易に切離できる。ずぶずぶ指が入り、灰色の浸出液があり、出血に乏しいなどの所見があれば強く疑うこととなる。発赤範囲をマーキングし、それが時間単位に広がらないか確認する。

　※：外科的切開を行い、否定的であったときは、negative 所見をカルテに残すことも重要である。「Finger test を施行したところ抵抗があり、出血は豊富であり、

1　壊死性軟部組織感染症　**073**

表4 LRINEC スコア

CRP (mg/dL)	<15	0	Na (mEq/L)	≧135	0
	≧15	4		<135	2
WBC (/μL)	<15000	0	Cre (mg/dL)	≦1.59	0
	15000〜25000	1		>1.59	2
	>25000	2	Glu (mg/dL)	≦180	0
Hb (g/dL)	>13.5	0		>180	1
	11〜13.5	1			
	<11	2			

13点満点．6点以上で壊死性筋膜炎を疑い，8点以上で壊死性筋膜炎の可能性が高い．
〔Wong CH1, Khin LW, Heng KS, et al. The LRINEC (Laboratory Risk Indicator for Necrotizing Fasciitis) score : a tool for distinguishing necrotizing fasciitis from other soft tissue infections. Crit Care Med 2004 ; 32 : 1535-41 より一部改変引用〕

匂いを伴う浸出液 dish water を認めなかった」といった具合である。

　壊死性軟部組織感染症と重症蜂窩織炎の鑑別診断のためのツールとして LRINEC スコア[7]（表4）がある。提唱者らは、6点以上を壊死性筋膜炎診断のカットオフとすると、陽性予測値92％、陰性予測値96％であるとした。LRINEC スコアは WBC、CRP など全身性炎症により変化するものにより構成されており壊死性軟部組織感染症への特異性は全くない。高スコア時に「蜂窩織炎の割にはすごい全身性炎症反応であり壊死性軟部組織感染症であろう」と判定するものであり、病初期には炎症反応が低いことはありえる（LRINEC スコア0点による壊死性軟部組織感染症の報告がある[8]）。LRINEC スコアはあくまで臨床所見とあわせて使用すること、積極的に外科的切開し診断することが重要である。

　培養検査も重要である。血液培養2セット採取は必須であるが、深部組織（表層から採取すると判断を誤る）や浸出液を提出する。嫌気性菌感染が多いため嫌気ポーターの活用や、深部組織からの浸出液を血液培養ボトルにいれて提出してもよい。

　「画像診断は診断的価値が低い補助的なものである」[4]という言葉をかみしめたい。ガス像があれば壊死性軟部組織感染症を想起しやすい。左右非対称の浮腫や腫脹（深部筋膜のエンハンスメントはないこともある）は、壊死性軟部組織感染症の進展範囲の推測に役立ち、手術のプランニングに役立つ[4]。深部筋膜

の肥厚（＞4 mm）やゆがみ、深部筋膜に沿う高信号の液貯留、筋肉の低あるいは高信号を伴う腫脹などのエコー所見も参考となる[4]。

4 治　療

外科処置、抗菌薬投与、全身管理が治療の3本柱となる。

1 外科治療

壊死性軟部組織感染症において傷害部位への血流は途絶しており（それゆえに試験切開において出血は少ない）、抗菌薬の到達は期待できない。壊死組織全てをデブリドマンすることが最も大切な治療である[1~4]。「怪しい部分は容赦なく」「Finger test陰性部分まで切除する」姿勢が重要である。手足の離断術を決断せざるをえないこともある。早期に創部は閉鎖せず、壊死部分の進行があれば再度除去手術を速やかに行う。壊死性筋膜炎患者の多くは、最初のデブリドマンから24~36時間後、そして外科チームがデブリドマンの必要性を感じなくなるまで手術室に戻るべき（再手術をすべき）である[2]とされる。

2 十分量の抗菌薬投与

a. 初期抗菌薬選択

複数菌感染を外さないことが重要である[1~4]。普段は、「重症だからといって、なんでもかんでもメロペネム（MEPM）はダメ」と感染症医から怒られがちであるが、壊死性軟部組織感染症は「MEPMで開始しても文句をいえない」疾患である。カルバペネム系薬やピペラシリン/タゾバクタム（PIPC/TAZ）など広域抗菌薬を選択せざるをえない。また、メチシリン耐性黄色ブドウ球菌（methicillin-resistant *Staphylococcus aureus*：MRSA）のリスクに応じてバンコマイシン（VCM）を追加する。また、グラム陽性菌に対してカルバペネム系薬はMRSA以外に対しても最強ではなくカルバペネム耐性がある場合もあり、VCMはMRSA薬というよりグラム陽性菌を完全にカバーする目的で投与する。

1　壊死性軟部組織感染症 | **075**

表5 Treatment of Necrotizing Infections of the Skin, Fascia, and Muscle（混合感染）

薬物名（略号）	成人用量
ピペラシリン/タゾバクタム（PIPC/TAZ） ＋ バンコマイシン（VCM）	3.37 g, every 6～8 hr iv 30 mg/kg/day（2 回分割投与）
イミペネム/シラスタチン（IPM/CS）	1 g, every 6～8 hr iv
メロペネム（MEPM）	1 g, every 8 hr iv
セフォタキシム（CTX） ＋ メトロニダゾール（MNZ） or クリンダマイシン（CLDM）	2 g, every 6 hr iv 500 mg every 6 hr iv 600～900 mg every 8 hr iv

日本で使用されていない薬物は記載していない.
(Stevens DL, Bisno AL, Chambers HF, et al. Practice guidelines for the diagnosis and management of skin and soft tissue infections：2014 update by the Infectious Diseases Society of America. Clin Infect Dis 2014；59：e10-52 より引用)

　A 群 β 溶血性レンサ球菌（Group A *Streptococcus*：GAS）の毒素中和を意識して、クリンダマイシン（CLDM）を併用することが多い（最近は GAS に対しては CLDM 優先となりつつある。後述）。結局、重症壊死性軟部組織感染症に対する初期抗菌薬レジメは、カルバペネム系薬 or PIPC/TAZ＋VCM＋CLDMとする施設が多いのではないだろうか。

　クロストリジウム性ガス壊疽を疑う症例に対しても、「クロストリジウムが病因である壊死性軟部組織感染症とする決定的な診断がなければ、VCM＋PIPC/TAZ or アンピシリン/スルバクタム（ABPC/SBT）or カルバペネム系薬による治療が推奨される（推奨の強さ：強）」[2] とされ、先のレジメでカバーできることとなる。VCM はクロストリジウムカバーの役割も担う（**表5**）。

　ただし、以下のような状況下では、初期抗菌薬としてペニシリン＋CLDM の選択はありうる。1 つ目は浸出液のグラム染色においてレンサ球菌が単独で多数観察され、あるいは小児咽頭炎診断用の溶血性レンサ球菌（溶連菌）検出キットが陽性を示し、臨床像（**表1、2**）からも GAS 感染症と矛盾しないといった状況の場合。2 つ目は、穿通性の創部がありグラム染色においてグラム陽性棒状桿菌が単独で多数観察されガス像を伴う画像所見があり臨床像（**表1、2**）からもクロストリジウム性ガス壊疽と矛盾しないといった状況の場合である。

表6 Treatment of Necrotizing Infections of the Skin, Fascia, and Muscle（単一菌感染）

原因菌	薬物名	成人用量
Streptococcus	ペニシリン	200〜400万単位，every 4〜6 hr iv
	＋	
	クリンダマイシン	600〜900 mg，every 8 hr iv
黄色ブドウ球菌	セファゾリン	1 g，every 8 hr iv
	バンコマシン（MRSA）	30 mg/kg/day（2回分割投与）
Clostridium species	クリンダマイシン	600〜900 mg，every 8 hr iv
	＋	
	ペニシリン	200〜400万単位，every 4〜6 hr iv
A. hydrophilia	ドキシサイクリン	100 mg，every 8 hr iv
	＋	
	シプロフロキサシン	500 mg，every 12 hr iv
	or	
	セフトリアキソン	1〜2 g，every 24 hr iv
V. vulnificus	ドキシサイクリン	100 mg，every 12 hr iv
	＋	
	セフトリアキソン	1 g，4 times daily iv
	or	
	セフォタキシム	2 g，3 times daily iv

日本で使用されていない薬物は記載していない．
セファゾリン（CEZ），ドキシサイクリン（DOXY），シプロクロキサシン（CPFX），セフトリアキソン（CTRX）
(Stevens DL, Bisno AL, Chambers HF, et al. Practice guidelines for the diagnosis and management of skin and soft tissue infections : 2014 update by the Infectious Diseases Society of America. Clin Infect Dis 2014 ; 59 : e10-52 より引用)

b．単一原因菌判明後のデ・エスカレーション（de-escalation）

　デ・エスカレーションは重要であるが、嫌気性菌は培養によって検出されづらく混合感染が多いことを考えると、「1 つの菌が血液培養陽性とでたから、それだけをターゲットにしよう」ではない。一方、例えば「GAS がでたけれどMEPM＋VCM が効いているからよいか」ではない。GAS が単一原因菌であるのに広域抗菌薬投与を続けることはクロストリディオイデス（クロストリジウム）・ディフィシル感染症〔*Clostridioides* (*Clostridium*) *difficile* infection：CDI〕や MRSA 感染症合併のリスクがあがるなどの問題だけでなく、GAS に対しては下記標準治療のほうが優れているからである（表6）。

1　壊死性軟部組織感染症　**077**

c. 原因菌別による各論

●A群β溶血性レンサ球菌（GAS）〔近年G群やB群による報告もある〕

GASの迅速診断には小児咽頭炎診断用の溶連菌検出キットが役立つ[9]。ペニシリン＋CLDMが用いられる。CLDMはGASの外毒素や炎症性サイトカインを抑制する効果がいわれ、併用効果を期待する薬であった。近年、ペニシリン系薬物大量投与により効果が落ちる現象（Eagle効果）があり、CLDMの効果は持続することの意義が強調され、CLDMの効果＞β-ラクタム系薬であるとされる。CLDMが治療の中心と考えられるようになり（ただし議論はある）、ペニシリンはCLDM耐性GAS（米国においては＜5.0%）をカバーするためとすらいわれる[1,2,10]。CLDM併用効果は混合感染を原因とする壊死性軟部組織感染症に対しては併用効果がみられないとされる[11]。溶連菌が原因でないと判明した時点でCLDMは中止してよいであろう。

GAS感染症による壊死性軟部組織感染症へのγグロブリンの効果を検討したRCTにおいて、プラセボ群の28日死亡率はγグロブリン群の3.6倍であったため、γグロブリンの予後改善効果が期待された[12]。しかし、この報告ではγグロブリンの投与量が初日1g/kg、2・3日目0.5g/kgであり、日本の保険用量5g/dayの約5倍の投与量であったため、日本の通常用量による予後改善効果については否定的である。

●劇症型溶血性連鎖球菌感染症（STSS）

劇症型溶血性連鎖球菌感染症（streptococcal toxic shock syndrome：STSS）は、基礎疾患を有さない人にも突然発症し、急激な経過をたどる。5類感染症であり全数報告対象である。前駆症状として発熱、悪寒、筋肉痛などインフルエンザ様症状を認めることがある。「全身まっ赤」をみたら、アナフィラキシーを考えがちであるが、本疾患も想起しなければならない。

●*Clostridium* species

クロストリジウム性ガス壊疽に対しては、ペニシリンよりCLDMのほうが有効であるとされる。米国においてはウエルシュ菌の5%がCLDM耐性であるためCLDM＋ペニシリンが推奨されている[2,13]。

● ビブリオ・バルニフィカス（*Vibrio vulnificus*）

人食いバクテリアといえば、GAS と *V. vulnificus* である。海水に存在するグラム陰性桿菌であり、海産物の生物接種や海水への曝露により感染し、西日本での発生が多い[14]。肝硬変患者において起こりやすいとされる。肝硬変患者に魚の生食は避けることや海水浴を避けるよう教育することが重要である。カルバペネム系薬にも感受性があるが、第3世代セフェム＋テトラサイクリン系薬の併用が推奨され原因菌として判明したら変更する。

● アエロモナス・ハイドロフィラ（*Aeromonas hydrophila*）

淡水や土に存在するグラム陰性桿菌であり、傷に淡水が曝露されることにより起こることが多いが、食中毒の原因菌でもある。*V. vulnificus* と同様に、免疫不全患者に併発しやすく不幸な転帰をたどることが多い。

3 全身管理

局所の管理は整形外科・皮膚科などが担当することになるであろうが、全身管理は敗血症治療に精通した内科医・救急医・集中治療医などにより行われるべきであろう。どのようなチーム医療態勢をとるか平時に決めておく必要がある。

【 文 献 】

1) Stevens DL, Bryant AE. Necrotizing soft-tissue infections. N Engl J Med 2017；377：2253-65.

2) Stevens DL, Bisno AL, Chambers HF, et al. Practice guidelines for the diagnosis and management of skin and soft tissue infections：2014 update by the Infectious Diseases Society of America. Clin Infect Dis 2014；59：e10-52.

3) Cainzos M, Gonzalez-Rodriguez FJ. Necrotizing soft tissue infections. Curr Opin Crit Care 2007；13：433-9.

4) Paz Maya S, Dualde Beltrán D, Lemercier P, et al. Necrotizing fasciitis：an urgent diagnosis. Skeletal Radiol 2014；43：577-89.

5) 宇田憲司．裁判事例に学ぶ 感染症に関わる医療安全対策 壊死性筋膜炎の誤診死亡事件．京都保険医新聞 2018 年 3 月 10 日号．京都府保険医協会．2018．

6) Caird J, Abbasakoor F, Quill R. Necrotising fasciitis in a HIV positive male : an unusual indication for abdomino-perineal resection. Ir J Med Sci 1999 ; 168 : 251-3.

7) Wong CH1, Khin LW, Heng KS, et al. The LRINEC(Laboratory Risk Indicator for Necrotizing Fasciitis) score : a tool for distinguishing necrotizing fasciitis from other soft tissue infections. Crit Care Med 2004 ; 32 : 1535-41.

8) Wilson MP, Schneir AB. A case of necrotizing fascilitis with a LRINEC score of zero : clinical supicion should trump scoring systems. J Emeg Med 2013 ; 44 : 928-31.

9) 江崎麻衣子, 寺田貴史, 内田健一郎ほか. 劇症型 A 群 β 溶連菌による壊死性軟部組織感染症に対する早期広範囲デブリドマンおよび迅速診断キットの有用性. Jpn J Acute Care Surg 2017 ; 7 : 253-7.

10) Zimbelman J, Palmer A, Todd J. Improved outcome of clindamycin compared with β-lactam antibiotic treatment for invasive *Streptococcus pyogenes* infection. Pediatr Infect Dis J 1999 ; 18 : 1096-100.

11) Stevens DL, Maier KA, Laine BM, et al. Comparison of clindamycin, rifampin, tetracycline, metronidazole, and penicillin for efficacy in prevention of experimental gas gangrene due to *Clostridium perfringens*. J Infect Dis 1987 ; 155 : 220-8.

12) Darenberg J, Ihendyane N, Sjölin J, et al. Intravenous immunoglobulin G therapy in *Streptococcal* toxic shock syndrome : a European randomized, double-blind, placebo-controlled trial. Clin Infect Dis 2003 ; 37 : 333-40.

13) Stevens DL, Laine BM, Mitten JE. Comparison of single and combination antimicrobial agents for prevention of experimental gas gangrene caused by *Clostridium perfringens*. Antimicrob Agents Chemother 1987 ; 31 : 312-6.

14) 大石浩隆, 浦由紀子, 三溝慎次ほか. わが国における *Vibrio vulnificus* 感染症患者誌上調査. 感染症誌 2006 ; 80 : 680-89.

(小尾口　邦彦)

II. 各　論：A 重症感染症

2 細菌性髄膜炎

KEY WORDS
- 髄膜炎
- ヘモフィラス・インフルエンザ菌b型（Hib）
- カルバペネム耐性肺炎球菌
- ステロイド
- VPD

POINTS
- ワクチン普及と耐性菌の蔓延によって経験的治療が変化してきている。
- 海外で多いリステリア菌や髄膜炎菌は国内発症は少ない。
- 初回抗生物質投与前のデキサメタゾン投与は予後を改善する。
- 発熱・意識障害・項部硬直の古典的三徴を呈するのは全症例の半分に過ぎない。
- ABC の安定化は最優先、スタビライズに 1 時間以上要するならば髄液検査前に抗生物質投与を行う。

── はじめに ──

　細菌性髄膜炎は内科エマージェンシーの代表的疾患であり、抗生物質の存在しない 19 世紀においては 100％死に至る疾患であったこと[1]から考えても、自然治癒は望めない。迅速な診断・治療アルゴリズムの浸透と、支持療法の発展に伴い致死率は継続的に低下しているが、依然として初期対応が患者の予後を決定する重篤な疾患である。ワクチン接種行政の整備によって細菌性髄膜炎を臨床現場でみる機会は減少したが、適切な一次対応の遅れは救命率の低下に直結するため、急性期医療の現場に立つ医療者が、本疾患を念頭に入れる必要性はむしろ高まっている。

2　細菌性髄膜炎　081

1歳、男児
主訴：発熱、活気不良

現病歴：入院2週間前から膿性鼻汁あり、入院2日前より発熱あり。当科外来にて上気道炎の診断で感冒薬を処方されていた。入院前日から嘔吐出現、入院当日から活気がないために当院を再診。顔色不良で全身状態不良のため、精査加療目的に入院

入院時身体所見：体温 39.4℃、心拍数 132 beats/min、血圧 108/52 mmHg、呼吸数 76 breaths/min、咽頭軽度発赤、胸腹部所見異常なし、四肢緊張正常、皮疹なし、項部硬直なし。

入院時検査所見：

静脈血ガス分析（室内気）；pH 7.368、pCO_2 22.9 mmHg、HCO_3 13.2 mmol/L、BE －9.9 mmol/L、血液検査；WBC 10,300/μL（Stab 24%、Seg 48%、Lym 16%）、Hb 11.2 g/dL、Ht 33.6%、Plt 10.6×10^4/μL、AST 40 IU/L、ALT 17 IU/L、LDH 367 IU/L、Na 133 mEq/L、K 3.6 mEq/L、Cl 98 mEq/L、CRP 18.73 mg/dL、Glu 70 mg/dL、髄液検査；細胞数 9,712/μL（多核球 9,088、単核球 624）、糖 2 mg/dL、タンパク 236 mg/dL、Cl 110 mEq/L、培養；髄液・鼻腔・静脈血よりヘモフィラス・インフルエンザ菌 b 型（*Haemophilus influenza* type b：Hib）陽性、便・尿培養は陰性

頭部 CT；明らかな左右差なし、脳溝はっきりせずやや浮腫状、胸部 X 線；両側肺野透過性低下

入院経過：入院後の髄液検査にて細菌性髄膜炎の診断となり、デキサメタゾン 0.6 mg/kg/day（4日間）、セフトリアキソン（CTRX）100 mg/kg/day、バンコマイシン（VCM）60 mg/kg/day 投与した。入院3日目の髄液培養再検では陰性を確認。炎症反応は徐々に改善し、入院3日目でインフルエンザ桿菌の培養陽性確認後、VCM 中止。その後も経過順調のため入院 14 日目に CTRX 終了とした。神経学的所見に異常ないも、微熱が遷延するために血液検査・画像検査を行ったが大きな異常認めず、副鼻腔炎の遷延によると考えられた。明らかな神経学的後遺症なく退院

1 疫　学

　日本における細菌性髄膜炎の発症頻度は 2000 年における全国調査によると 1,500 例/年程度とされているが[2]、2008〜2009 年にかけて肺炎球菌（*Streptococcus pneumoniae*）と Hib ワクチンが導入され、2013 年から定期接種化されたことを背景に、これら 2 種類の起因菌が 70％程度を占める小児の細菌性髄膜炎症例を病棟でみる機会は大きく減少した。欧米のデータを踏まえて考えると、今後は市中感染の細菌性髄膜炎は小児よりも 65 歳以上の高齢者症例がその中心となることが想定される。一方で、水頭症に対する脳室内シャントなどを介した細菌性髄膜炎は院内感染の起因菌がその主因となり、このような症例では抗生物質に対する耐性化が大きな問題となっているために適切な経験的治療の選択が重要である。

　細菌性髄膜炎の致死率は 20％程度[3]とされるが、生存退院した場合でも生存例中の 20％を超える症例で難聴や知能障害を始めとした神経学的合併症が残存する。難聴は片側の場合や小児症例では気づきづらいため、退院前に聴力検査や聴性脳幹反応（auditory brainstem response：ABR）〔小児症例〕を施行することは重要である。

2 病態生理

　脳脊髄腔は手術や外傷などがない状況下では外界との交通はないため、多くの市中感染は一時的な菌血症が脳血液関門を破壊して侵入すると考えられる。実験的には肺炎球菌や髄膜炎菌（*Neisseria meningitidis*）が有する莢膜が脳血液関門の破壊に重要かもしれないとの報告も認めるが[4]、その正確なメカニズムは不明である。脳室内シャントなどのデバイスに加えて、中耳炎や副鼻腔炎といった主に耳鼻科領域の感染症、もしくは先天性皮膚洞（仙骨部に正中線上に認める皮膚のへこみが硬膜腔に通じていることがある）などを介した、細菌の直接的侵入も経路として考えられる。また小児症例や髄膜炎を繰り返す症例では先天性免疫異常が背景に潜んでいることもあり、注意を要する。

　ひとたび脳脊髄液内に侵入した細菌は、液性免疫の影響をほとんど受けなく

2　細菌性髄膜炎　**083**

表1 日本における髄膜炎の主要起因菌

年　齢	主要起因菌
1ケ月未満	GBS，大腸菌
1〜3ケ月	GBS
4ケ月〜5歳	Hib，肺炎球菌，レンサ球菌
6〜49歳	肺炎球菌，インフルエンザ菌（無莢膜型）
50歳〜	肺炎球菌，インフルエンザ菌（無莢膜型），GBS，腸内細菌，緑膿菌
院内感染	ブドウ球菌，緑膿菌
免疫不全状態	ブドウ球菌，レンサ球菌，緑膿菌

なるために迅速に増殖が可能となるゆえに発症からの進行が非常に早いと考えられる。増殖した細菌は直接的な細胞傷害に加え、サイトカイン産生による脳血液関門のさらなる障害の誘導や、血管障害に伴う虚血性傷害や脳圧亢進などを惹起し、これらが複合的に脳神経障害を引き起こす。重要な点として、神経障害の一部は細菌の直接的影響ではなく、惹起された炎症に伴うものであるため、ステロイド投与が合併症を予防できると考えられている。

3 病原体

細菌性髄膜炎の原因菌を表1に示す。新生児期は出産時における垂直感染が発症原因にかかわることが多く、B群β溶血性レンサ球菌（Group B *Strepto-coccus*：GBS）と大腸菌（*Escherichia coli*）が多くを占める。近年では GBS 感染予防を目指した妊婦の保菌スクリーニングと、分娩時の抗菌薬予防投与ガイドラインの普及によって生後6日以内にみられる早期感染症例は減少しているが、生後7日以降に発症する（ゆえに新生児病棟や NICU ではなく、救急外来や PICU で診断される）遅発型感染症例は依然として多く認めている。リステリア菌による髄膜炎は欧米では多く認めるが、日本ではそれほど多くない。表皮ブドウ球菌（*Staphylococcus epidermidis*）や緑膿菌（*Pseudomonas aeru-ginosa*）による細菌性髄膜炎症例の場合は、先天性皮膚洞の有無を確認するべきである。

幼児では肺炎球菌と Hib を始めとした中耳炎や副鼻腔炎を起こす細菌が波及して起こすという経過が典型的であったが、今後はワクチン普及に伴って状況が変化してくることが予想される。なお、幼児期や青年期で認められる髄膜炎

084 Ⅱ 各　論：A重症感染症

菌は日本では発症頻度が低く、古典的には欧米の学生寮で流行するとされていた。しかし近年では欧米の大学入学時には髄膜炎菌ワクチンが必須とされていることもあり、発症はむしろアフリカ諸国などで認めることが多いとされる。インドやアフリカ諸国における宗教的行事で多くの群衆が集まり、宿泊を行う場所で流行するという報告も認めるため、旅行者感染症としての注意はいまだ必要である。

50～60歳を超えても肺炎球菌が主要な起因菌であることは変わらないが、日本ではGBS、海外ではリステリア菌が再び増加することが特徴となる。

年齢以外の宿主因子としては、外科的処置後もしくは免疫不全を背景とした場合にはブドウ球菌や緑膿菌を始めとした院内感染の主要菌が起因菌に含まれ、耐性化率も高いことが知られている。

4 診　断

臨床診断に関しては、いわゆる古典的三徴（発熱・意識障害・項部硬直）が有名で、それぞれの症状は80％程度の症例で認められるが、三徴すべてがそろうのは実症例の50％程度と報告されている。教科書的には有名なケルニッヒ（Kernig）徴候やブルジンスキー（Brudzinski）徴候も特異度は95％程度である一方で、感度は10％前後にすぎないとされる。このように臨床徴候からの診断には限界もあるため、髄膜炎は疑った時点で腰椎穿刺が診断の基本となる。

実践的には「腰椎穿刺所見を確認するまで治療を待つべきか」が、問われる臨床状況は多い。脳圧亢進症状否定のための頭部CT撮影基準などはさまざまなクライテリアの提唱を認めるが、明確なコンセンサスが存在していないのが現状であり、「迷ったら治療を優先（腰椎穿刺は遅らせる）」が基本と考えてよい。ガイドライン上は治療開始に1時間以上かかることが想定される場合には、抗菌薬の先行が推奨されているが、あせったときの1時間は思ったより短い。Airway、Breathing、Circulationの安定化をまずは優先し、痙攣や敗血症性ショックが起きているならば、それらに対する支持療法を行いながら（可及的速やかに血液培養を採取しながら）経験的治療を始めるべきである。ほかにも髄膜炎菌などでしばしばみかける電撃型紫斑の存在や進行する意識障害がある場合は、腰椎穿刺は遅らせることが無難である。

表2 各種髄膜炎の典型例における髄液所見

	細菌性	ウイルス性	結核性	正常値（成人）	乳児の場合
初 圧	↑	→	↑	<18 cmH$_2$O	
細胞数	↑↑	↑	↑	<5/mm^3	<8/mm^3
多核球比率	↑↑	→	↑	0	50〜60%
髄液タンパク	↑↑	↑	→	<50 mg/dL	
髄液糖	↓↓	→	↓	>50 mg/dL（髄液糖/血糖>0.4)	髄液糖/血糖>0.6

　典型的な髄液所見を**表2**に示す。この典型例に完全にあてはまらない例も多く、診断を迷ったときには初期治療として細菌性髄膜炎に準じた経験的抗菌薬治療を行うことをためらってはいけない。髄膜炎用の迅速検査キットやポリメラーゼ連鎖反応（polymerase chain reaction：PCR）も診断の補助に有用であり、特に抗菌薬が腰椎穿刺に先行して投与されている場合は培養検査よりも診断において有用である。ただし、小児においては尿中肺炎球菌抗原検査の偽陽性が多いために使用しないことに注意が必要である。

5 支持療法

　上記のように神経細胞傷害の一因として、抗菌薬投与後に起こるヤーリッシュ・ヘルクスハイマー（Jarisch-Herxheimer）様の免疫反応による炎症が役割を果たしていると考えられるため、デキサメタゾン0.15 mg/kgを初回抗生物質投与前（15分前〜直前）に投与し、4日目まで6時間ごとに投与することが推奨されている。ステロイド使用をサポートするエビデンスは肺炎球菌によるものがその中心である。しかしながら、肺炎球菌以外の髄膜炎症例に対しても実践的には行っている施設が多い。

　敗血症性ショック合併例では敗血病診療国際ガイドライン(Surviving Sepsis Campaign Guideline：SSCG) 2016などのガイドラインに則り、30 mL/kgの晶質液を投与したうえで輸液反応性をみながら、血圧安定化を目指す。Fluid resuscitationだけで反応しない場合はノルアドレナリン投与を開始し、0.2μg/kg/min以上の高用量を要する際にはアドレナリンやバソプレシンの併用を考慮する。高用量カテコールアミン使用時には中心静脈確保が望ましいが、穿

表3 経験的治療として選択される抗菌薬

免疫能正常の成人・小児	VCM＋CTRX or CTX
担がん患者・免疫不全患者	上記の治療に GM or AMK を追加
ESBL の可能性が疑われる場合	CTRX/CTX の代用として MEPM 使用を検討
新生児・高齢者もしくは T 細胞免疫不全	VCM＋ABPC＋CFPM or MEPM
院内感染が疑われる場合	VCM＋CAZ or CFPM or MEPM

ESBL：extended-spectrum β-lactamase（基質特異性拡張型 β-ラクタマーゼ），CTX：セフォタキシム，GM：ゲンタマイシン，AMK：アミカシン，MEPM：メロペネム，ABPC：アンピシリン，CFPM：セフカピペン，CAZ：セフタジジム

刺前に凝固能・血小板数が保たれているか確認すること。

細菌性髄膜炎は痙攣重積症例として来院することも多い。歴史的にはジアゼパムが痙攣重積時の第一選択薬とされてきたが、海外でエビデンスが確立しているロラゼパムが 2018 年に国内でも承認されたため、本薬物が第一選択に取って代わる可能性が考えられる。頭蓋内圧コントロールの手法としてナトリウムを高めに保つ（150 mEq/L 周辺が推奨される）、頸を正中に固定する（頸静脈を介した還流を阻害しない）といった基本は忠実に行う。なお、細菌性髄膜炎におけるグリセオールを用いた頭蓋内圧管理や低体温療法の使用をサポートする明確なエビデンスは存在しない。

6 抗菌薬治療

1 経験的治療

海外ガイドラインに基づいた形で表3に示した。ワクチン普及と院内感染の耐性化に伴い、標的治療の至適戦略は変化しつつあるため、2014 年に日本で"細菌性髄膜炎診療ガイドライン 2014"が発表され、欧米諸国でも近年いくつかの時代背景に即したガイドラインが発表されている[5～7]。日本と海外のガイドラインで共通する内容も多いが、カルバペネム系薬が日本のガイドラインにおける第一選択とされていることは一線を画する。ペニシリン耐性肺炎球菌（penicillin-resistant *Streptococcus pneumonia*：PRSP）の治療に対しては、海外においては VCM が主に使用されているのに対し、日本ではカルバペネム系薬の使用を推奨してきた歴史的背景も存在する。日本のガイドラインでは

2 細菌性髄膜炎 **087**

表 4　標的治療として選択される抗菌薬

菌　種	抗菌薬	治療期間（day）
肺炎球菌	PCG or CTRX or CTX or VCM	10〜14
Hib	ABPC or CTRX or CTX	7〜10
GBS	ABPC	14〜21
グラム陰性桿菌	CTRX or CTX＋GM	21，もしくは髄液培養陰性化から 14 日間
MSSA	CTRX or CTX	14〜
MRSA	VCM＋CTRX or CTX	14〜
髄膜炎菌	PCG or CTRX or CTX	5〜7
リステリア菌	ABPC＋GM	14〜21

MSSA：methicillin-susceptible *Staphylococcus aureus*（メチシリン感性黄色ブドウ球菌），MRSA：methicillin-resistant *Staphylococcus aureus*（メチシリン耐性黄色ブドウ球菌），PCG：ベンジルペニシリン

表 5　MIC などによる選択抗菌薬の違い

菌　種		選択抗菌薬
肺炎球菌	PCG の MIC≦0.06 mcg/mL	PCG or ABPC
	PCG の MIC≧0.12 mcg/mL かつ CTX or CTRX の MIC＜1 mcg/mL	CTX or CTRX
	PCG の MIC≧0.12 mcg/mL かつ CTX or CTRX の MIC≧1 mcg/mL	VCM
髄膜炎菌	PCG の MIC＜0.1 mcg/mL	PCG or ABPC
	PCG の MIC≧0.1 mcg/mL	CTX or CTRX
Hib	β-ラクタマーゼ陰性	ABPC
	β-ラクタマーゼ陽性	CTX or CTRX

VCM 耐性菌の増加懸念をカルバペネム系薬使用の理由としているが，日本においてカルバペネム耐性の肺炎球菌が増加している現況とそのスペクトラムの広さを踏まえると，国内ガイドラインの妥当性に関しては再考の余地があると思われる。

2 ｜ 標的治療

　選択される抗菌薬を**表 4** に示す。肺炎球菌の治療薬選択に関しては特に悩ましいが，*in vitro* の薬剤感受性試験〔MIC（minimum inhibitory concentration；最小発育阻止濃度）〕の結果を得たうえで選択することが推奨される（**表 5**）。抗菌薬投与量に関しては血中濃度ではなく、髄液へ移行する濃度を重要視

表 6 腎機能正常者に対する髄膜炎治療時の抗菌薬投与量

抗菌薬（略号）	投与量
バンコマイシン（VCM）	60 mg/kg/day 分 4（4 g/day max）
セフトリアキソン（CTRX）	100 mg/kg/day 分 1〜2（4 g/day max）
セフォタキシム（CTX）	300 mg/kg/day 分 3〜4（12 g/day max）
ゲンタマイシン（GM）	7.5 mg/kg/day 分 3
アミカシン（AMK）	15〜22.5 mg/kg/day 分 3（1.5 g/day max）
セフェピム（CFPM）	150 mg/kg/day 分 3（6 g/day max）
セフタジジム（CAZ）	150 mg/kg/day 分 3（6 g/day max）
メロペネム（MEPM）	120 mg/kg/day 分 3（6 g/day max）
アンピシリン（ABPC）	300〜400 mg/kg/day 分 4〜6（12 g/day max）
ベンジルペニシリン（PCG）	250,000〜300,000 U/kg/day 分 4〜6（24,000,000 U/day max）
クロラムフェニコール（CP）	75〜100 mg/kg/day 分 4（4 g/day max）
リファンピシン（RFP）	20 mg/kg/day 分 2（600 mg/day max）

するために、髄膜炎以外の感染症に比べると量が多く、注意を要する（**表6**）。なお、日本で使用されるカルバペネム系薬を用いた PRSP 髄膜炎の治療は信頼度の高いエビデンスは得られていないことに留意が必要である。

7 曝露後の予防投薬

髄膜炎菌と Hib では接触者に対する曝露後の予防投薬効果がいわれており、髄膜炎ではリファンピシン（RFP）、シプロフロキサシン（CPFX）、CTRX のいずれか、Hib では RFP の使用が推奨されている。

【 文　献 】

1）　Schwentker FF, Gelman S, Long PH. Landmark article April 24, 1937. The treatment of meningococcic meningitis with sulfanilamide. Preliminary report. JAMA 1984；251：788-90.

2）　Kamei S, Takasu T. Nationwide survey of the annual prevalence of viral and other neurological infections in Japanese inpatients. Intern Med 2000；39：894-900.

3）　Brouwer MC, Tunkel AR, van de Beek D. Epidemiology, diagnosis, and antimicrobial treatment of acute bacterial meningitis. Clin Microbiol Rev 2010；23：467-92.

4) Wall EC, Gordon SB, Hussain S, et al. Persistence of pneumolysin in the cerebrospinal fluid of patients with pneumococcal meningitis is associated with mortality. Clin Infect Dis 2012；54：701-5.

5) Tunkel AR, Hasbun R, Bhimraj A, et al. 2017 Infectious Diseases Society of America's Clinical Practice Guidelines for Healthcare—Associated Ventriculitis and Meningitis. Clin Infect Dis 2017. doi：10.1093/cid/ciw861.

6) van de Beek D, Cabellos C, Dzupova O, et al. ESCMID guideline：diagnosis and treatment of acute bacterial meningitis. Clin Microbiol Infect 2016；22（suppl 3）：S37-62.

7) McGill F, Heyderman RS, Michael BD, et al. The UK joint specialist societies guideline on the diagnosis and management of acute meningitis and meningococcal sepsis in immunocompetent adults. J Infect 2016；72：405-38.

（若林　健二）

II. 各　論：A 重症感染症

3 重症市中肺炎

KEY WORDS

- 重症市中肺炎
- 経験的抗菌薬治療
- プロカルシトニン
- 喀痰品質評価
- ICU入室評価基準

POINTS

- 市中肺炎は症状発症より48時間以内、かつ90日以内にその他の医療機関に2日以上滞在していなかったことが診断に必要とされている。
- 病態生理としては主に病原体が鼻、口腔、咽頭粘膜の上気道から下気道に誤嚥される結果で市中肺炎を来す。
- ICUに入室が必要となる重症市中肺炎であるかの評価については いくつかの指標を用いて判断を進める。
- 市中肺炎の抗菌薬治療は原則的に経験的抗菌薬治療であり、どれだけ適切な抗菌薬を最初に選択することが患者の予後に大きく影響する。
- 血清プロカルシトニン値は抗菌薬を開始および終了するときの判断に有効な指標である。

── はじめに ──

　市中肺炎とは細菌、ウイルス、原虫などが原因で発症する肺の急性感染症であり、入院歴が症状発症より48時間以内、かつ90日以内にその他の医療機関に2日以上滞在していなかったことが必要とされている。市中肺炎の中でも重症市中肺炎の多くはICUで管理されることが多いため、それに応じた病態と治療方針への理解が必要である。

3　重症市中肺炎　091

> **症例 1**　65歳、男性。8日前より40℃近い発熱、倦怠感、筋肉痛が出現し、ここ数日で症状は軽快していたが、1日前より咳嗽、膿性痰、呼吸困難を訴え救急室を受診した。既往歴に2型糖尿病と慢性閉塞性肺疾患（chronic obstructive pulmonary disease：COPD）がある。
>
> 　体温38.6℃、血圧134/82 mmHg、脈拍数102 beats/min、呼吸数は23 breaths/min、SpO_2 92%。身体所見では意識清明、咽頭発赤なし、心音正常で不整脈なし、呼吸は浅く両側肺野に気管呼吸音を聴取、その他の所見はなし。血液検査では白血球数が2,400/μLとナトリウムが134 mEq/L以外には大きな異常なし。胸部X線写真では両側肺野に肺陰影を認める。
>
> 　　　　　　　*　　　　　*　　　　　*
>
> 　疑われる原因は何か、そして診断・治療はどのように進めていくのかを考える。

▼ 症例1解説

　患者は高度の発熱、倦怠感、筋肉痛などの症状を呈していることからインフルエンザウイルス感染が考えられ、一度は軽快したがその後黄色ブドウ球菌による肺炎を合併している。インフルエンザウイルス感染後の細菌性肺炎の合併症は糖尿病やCOPDなどの基礎疾患が危険因子にも挙げられる。両側肺野の気管支呼吸音により肺炎によるコンソリデーション（consolidation）が疑われ、血液検査により白血球減少が認められたことからも、感染の重症度が伺われる。診断としては現病歴と既往歴などからインフルエンザウイルス感染後の黄色ブドウ球菌による肺炎が疑われることから、喀痰採取後に黄色ブドウ球菌に感受性のある抗菌薬の投与が必要である。

> **症例 2**
>
> 　50 歳、男性。4 日前より発熱、咳嗽、悪寒があり救急室を受診。既往歴に喫煙歴があるが、その他特記すべきものはない。
>
> 　体温 39℃、血圧 123/78 mmHg、脈拍数 110 beats/min、呼吸数 24 breaths/min、SpO_2 95％。身体所見では意識はグラスゴー昏睡尺度（Glasgow coma scale：GCS）12（E4V4M4）、心音は頻脈以外は正常、右下肺野に呼吸音低下を認めるが、その他の所見はなし。血液検査では白血球数が 15,400/μL、ナトリウムが 135 mEq/L、PCT が 0.50 μg/mL。胸部 X 線写真では右下肺野に浸潤影と胸水を認める。
>
> ＊　　　　＊　　　　＊
>
> 　原因は何か、そしてどのような状態が疑われ、診断・治療はどのように進めていくのかを考える。

▼ 症例 2 解説

　4 日と比較的短期間にて発熱、咳嗽、悪寒の肺炎症状、および低酸素血症と意識混濁が認められることから、invasive pneumococcal disease（IPD）なども念頭に入れて診断を進めていく。さらに胸部 X 線写真にて胸水も認められることから膿胸の可能性もあり、早い段階で胸水穿刺を施行し適切に診断を進める必要がある。抗菌薬はペニシリン耐性肺炎球菌（penicillin-resistant *Streptococcus pneumonia*：PRSP）による重症市中肺炎も念頭にバンコマイシン（VCM）などを含む抗菌薬の選択が望ましい。さらに髄膜炎の可能性もあるため腰椎穿刺にてその評価をする必要もある。それに応じて抗菌薬投与とともにステロイドの投与も検討すべきである。最後に胸腔穿刺により膿胸の所見があれば、それに応じた胸腔ドレナージも必要となる。

1 疫学、病原体、病態生理

　歴史的に市中肺炎で最も多くみられた病原体は肺炎球菌（*Streptococcus pneumoniae*）であった。抗生物質と肺炎球菌ワクチンの普及により、日本を含む先進国ではその割合は減少したものの、およそ 3 割近い症例がまだ肺炎球

表1　入院に至った市中肺炎の原因

極めて頻度の高い原因	肺炎球菌，インフルエンザ菌，黄色ブドウ球菌，インフルエンザウイルス，他の呼吸器感染性ウイルス
頻度の高い原因	緑膿菌や他のグラム陰性桿菌，ニューモチス・ジロベチ，モラクセラ・カタラリス，微好気性菌・嫌気性菌による口腔内細菌叢
稀な原因	結核菌，非結核性抗酸菌，ノカルジア属，レジオネラ属，マイコプラズマ，肺炎クラミジア，オウム病クラミジア，コクシエラ菌，クリプトコックス属，アスペルギルス属

ニューモシスチス・ジロベチ：*Pneumocystis jirovecii*

菌が原因とされている。重症市中肺炎も肺炎球菌が主な原因であるが、これ以外にも黄色ブドウ球菌〔特に市中感染型メチシリン耐性黄色ブドウ球菌（community-acquired methicillin-resistant *Staphylococcus aureus*：CA-MRSA)〕、グラム陰性菌〔インフルエンザ菌（*Haemophilus influenzae*)、モラクラセラ・カタラリス（*Moraxella catarrhalis*)、緑膿菌（*Pseudomonas aeruginosa*）など〕、インフルエンザなどを含むウイルス〔呼吸器多核体ウイルス（respiratory syncytial virus：RSV)、アデノウイルス(adenovirus)、コロナ(coronavirus)、ヒト・メタニューモウイルス（human metapneumovirus)、ラノウイルス(rhinovirus)〕、レジオネラ菌、そして結核や真菌などのその他の病原体も原因となりうる（表1)。

　病態生理としては、上記の病原体が鼻、口腔、咽頭粘膜の上気道から下気道に誤嚥されることで、細気管支や肺胞において感染に対する免疫反応が惹起され、その結果、市中肺炎を来す。重症市中肺炎に進行するかどうかは、宿主の免疫機能による宿主病原体の相互作用、病原体の virulence（毒性、発病力）と inoculum（菌種）の量などの因子が関係している。さらに最近の研究では、TLR（Toll-like receptor）6 polymorphism によりレジオネラ肺炎への感受性が高くなることや、*FER* 遺伝子の背景が敗血症を併発する重症市中肺炎の致死率低下と関係しているとする報告もある[1,2]。

2 診　断

重症市中肺炎の診断を確立するには、身体所見、血液検査、微生物学的検査（痰、血液、尿）、画像診断などを総合的に評価することが重要となる。

1 血液検査

まず血液検査では白血球数と分画（好中球や左方移動）と CRP をみることで、炎症の有無と重症度の評価ができる。例えば CRP が 20 mg/L 以下の場合には、診断が市中肺炎を強く疑わないかぎり、抗菌薬の投与を控えるべきとの意見もある[3]。また、プロカルシトニン（PCT）は肺炎に対する感度は高いが特異度は中等度の指標であり、特に ICU 入室中の重症市中肺炎に関しては、PCT が 0.25 μg/L 以上であれば抗菌薬の投与を強く検討するべきとされている[4]。そのほかにも、血液検査により心肝腎機能の評価をすることで多臓器への影響の程度を判定することが可能となるため、これらを合わせて市中肺炎の診断に用いる。

2 微生物学的検査

市中肺炎の原因検索の際に念頭に置かなければならないのは、市中肺炎のおよそ半数は原因微生物の断定ができないということである。しかしながら、重症市中肺炎では原因を断定することがより重要となるため、必ず微生物学的検査を提出することが強く推薦される[3,5]。

まず喀痰培養の評価をするために、必ず抗菌薬投与前に喀痰培養を採取する努力を怠らないことが重要である。これは、抗菌薬の投与後であれば、喀痰培養が偽陰性となる可能性が高くなるからである。さらに喀痰の採取に関しては、喀痰の品質評価分類（ミラージョーンズ・ゲックラー分類）を理解する必要がある。この分類は検出された喀痰のマクロの評価〔ミラージョーンズ（Miller & Jones）分類〕とミクロでの評価〔ゲックラー（Geckler）分類〕を合わせたもので、これにより最終的に喀痰培養から検出された菌が病原体であるかを確定できる(表2、3)。これらの分類によるとマクロ評価のミラージョー

表2　喀出痰の肉眼的評価法
（ミラージョーンズ分類）

分　類	喀出痰の性状
M1	唾液，完全な粘性痰
M2	粘性痰の中に少量の膿性痰を含む
P1	膿性部分が全体の 1/3 以下の痰
P2	膿性部分が全体の 1/3〜2/3 の痰
P3	膿性部分が全体の 2/3 以上の痰

表3　喀痰の検鏡による品質評価
（ゲックラー分類）

群	扁平上皮細胞	好中球
1	>25	<10
2	>25	10〜25
3	>25	>25
4	10〜25	>25
5	<10	>25
6	<25	<25

（100 倍鏡検で 1 視野あたりの細胞数）

ンズ分類では P1、P2、P3 に、またミクロ評価のゲックラー分類では 4 群と 5 群にそれぞれ相当する喀痰が一番適したサンプルとされており、品質の保たれた喀痰を用いることで、信頼度の高い微生物学的検査を行うことができ、正確な検査結果の解釈が可能となる。もし上記の条件が満たされていない場合には、再提出もしくは気管支鏡にて気管支肺胞洗浄（bronchoalveolar lavage：BAL）の採取も検討する場合がある。

　さらに、重症市中肺炎の場合には血液培養の提出も同時に行うことが重要である。市中肺炎の中で最も頻度の高い肺炎球菌性肺炎のうち、侵略性が高く致死率が高い侵襲性肺炎球菌感染症（invasive pneumococcal disease：IPD）は血液培養が陽性になることがあるため、血液培養の提出により早期治療・対応を可能とする。

　また、各種血清抗原試験やポリメラーゼ連鎖反応（polymerase chain reaction：PCR）による検査により、クラミジア肺炎やマイコプラズマ肺炎の原因となる病原体の検出が可能である。

さらに、尿検査にて重症市中肺炎の病原体の有無を検索することも可能である。特に尿中肺炎球菌抗原はすべての抗原を尿検査にて検出することができ、さらに特異度の高い検査としても有用である[6]。また、レジオネラ菌がもたらす重症市中肺炎の多くはレジオネラ・ニューモフィラ (*Legionella pneumophila*) の serogroup 1 によるものであるが、これらについても尿から特異的な病態抗原の検出が可能である[7]。

3 画像診断

市中肺炎の画像診断に関しては胸部 X 線が簡便な検査であるため、最も頻繁に行われる検査である。しかし感度と特異度の観点からは胸部 CT 画像が最も有用であり、特に重症市中肺炎の場合には鑑別診断の評価なども含め、極めて有用な検査であるといえる。しかし、重症市中肺炎のため気管挿管や重度な人工呼吸器管理をされている場合には、CT 検査への移動は可能でないこともしばしばみられる。最近では超音波検査の機能と画質の著しい向上により、このような重症市中肺炎に対して使用されることが多くなってきている。肺炎画像の断定から胸水の有無や性状の確認など、重症市中肺炎の診断に必要な情報を取得することがベッドサイドで可能となっている[8]。

3 ICU 入室の評価について

重症市中肺炎を ICU もしくは病棟にて管理する必要があるかの評価を進めるにあたり Pneumonia Severity Index (PSI)、CURB-65、American Thoracic Society-Infectious Disease Society of America (ATS-IDSA) guideline、SMART-COP などの指標を用いることができる[9~12]。ただこれらの指標を使用する際に最も重要となるのは ICU 入室への評価と判断を怠らないことを念頭にすることが重要である。これらの指標に多く共通していることは、ICU での管理が遅れてしまった場合には、その患者の致死率が高くなるということである[13]。

4 支持療法、抗菌薬治療（経験的治療と標的治療）、敗血症の管理

市中肺炎の抗菌薬治療は原則的に経験的抗菌薬治療である。それは治療開始時に微生物学的検査の結果が大半の場合にないためである。特に重症市中肺炎の際には適切な抗菌薬の投与までの時間が、その患者の致死率や予後に密接に影響するといわれており[14]、欧米では重症市中肺炎に対してガイドラインにそった経験的治療を迅速に行うことで致死率の著しい低下がみられたと報告されている[15,16]。重症市中肺炎に関しては定型菌と非定型菌を含む広範囲な抗菌薬の選択が必須であり、特に敗血症や敗血性ショックを伴う重症市中肺炎では診断から1時間以内に適切な抗菌薬を投与することで致死率が大幅に低下するとの報告もある[17,18]。典型的なのがβ-ラクタムにマクロライド系薬もしくはキノロン系薬を合わせた多剤併用療法である。マクロライド系薬に関しては抗炎症効果などの作用も期待できる。

経験的抗菌薬治療においてもう一つ重要なのが、耐性菌が原因とされる重症市中肺炎の治療である。これらを判断するには耐性菌への曝露が高い状況を見出す必要があり、それに相当する危険因子の有無の評価が重要となる（市中肺炎発症日以前の90日以内に48時間以上の入院歴、介護施設在院中の肺炎の発症、慢性透析患者、自宅で訪問看護にて点滴治療や創部ケアの既往、在住している家族に耐性菌感染があるなど）。これらの因子がある際にはそれに応じた経験的抗菌薬投与が必要となる。

標的抗菌薬治療に関しては、重症市中肺炎でない市中肺炎が疑われ、呼吸状態を含む全身状態が良好な場合、かつ採取された喀痰がミラージョーンズ・ゲックラー分類により品質が高いと判断できる場合に使われることがある。重症市中肺炎の場合は上記のように、経験的抗菌薬治療が原則であるが、喀痰をしっかりと採取することで、迅速に抗菌薬のエスカレーション（escalation）もしくはデ・エスカレーション（de-escalation）が可能となり、これにより不必要な抗菌薬の投与による副作用も軽減できる。

経験的抗菌薬治療開始後は、各種培養結果に基づいた抗菌薬の適切なエスカレーションもしくはデ・エスカレーションをすることが、患者予後と耐性菌の発症に大きく関与するため重要となる。患者の病態が回復している状況下では抗菌薬を適切に変更し、適切な抗菌薬治療を7日間をめどに続けていくこと

で、抗菌薬からの副作用なども減らしつつ、かつ適切な抗菌薬治療が達成できるという報告もある[19]。なお、重症市中肺炎で膿胸、MRSA肺炎、レジオネラ肺炎などを発症している場合には長期の抗菌薬治療が必要となる。

最近、抗菌薬の治療期間の決定に際し、たいへん有用的となるバイオマーカーとしてPCTがある。抗菌薬を止める指標の一つとして、一般的にPCTが0.25μg/mLもしくはPCTの最高値から8割以上の低下が認められた場合とされている。

最後に、重症市中肺炎は敗血症と敗血性ショックの原因となることが多々あるため、重症市中肺炎と関連した全身的管理が必要とされる。適切な抗菌薬治療に加え、循環動態の管理、適切な輸液投与、および乳酸値の測定など各種ガイドラインに記載されている管理も同時に行うことが重要である。

【 文 献 】

1) Misch EA, Verbon A, Prins JM, et al. A TLR6 polymorphism is associated with increased risk of Legionnaires' disease. Genes Immun 2013 ; 14 : 420-26.

2) Rautanen A, Mills TC, Gordon AC, et al. Genome-wide association study of survival from sepsis due to pneumonia : an observational cohort study. Lancet Respir Med 2015 ; 3 : 53-60.

3) National Institute for Health and Care Excellence. Pneumonia : 27 Diagnosis and management of community- and hospital-acquired pneumonia in adults. NICE guidelines, 2014. https://www.nice.org.uk/guidance/cg191 (accessed Jan 15, 2015).

4) Christ-Crain M, Stolz D, Bingisser R, et al. Procalcitonin guidance of antibiotic therapy in community-acquired pneumonia : a randomized trial. Am J Respir Crit Care Med 2006 ; 174 : 84-93.

5) Woodhead M, Blasi F, Ewig S, et al, for the Joint Taskforce of the European Respiratory Society and European Society for Clinical Microbiology and Infectious Diseases. Guidelines for the management of adult lower respiratory tract infections-full version. Clin Microbiol Infect 2011 ; 17 (suppl 6) : E1-59.

6) Sinclair A, Xie X, Teltscher M, et al. Systematic review and meta-analysis of a urine-based pneumococcal antigen test for diagnosis of community-acquired pneumonia caused by *Streptococcus pneumoniae*. J Clin Microbiol 2013 ; 51 : 2303-10.

7) Shimada T, Noguchi Y, Jackson JL, et al. Systematic review and metaanalysis : urinary antigen tests for Legionellosis. Chest 2009 ; 136 : 1576-85.

8) Chavez MA, Shams N, Ellington LE, et al. Lung ultrasound for the diagnosis of pneumonia in adults : a systematic review and meta-analysis. Respir Res 2014 ; 15 : 50.

9) Fine MJ, Auble TE, Yealy DM, et al. A prediction rule to identify low-risk patients with community-acquired pneumonia. N Engl J Med 1997 ; 336 : 243-50.

10) Lim WS, van der Eerden MM, Laing R, et al. Defining community acquired pneumonia severity on presentation to hospital : an international derivation and validation study. Thorax 2003 ; 58 : 377-82.

11) Mandell LA, Wunderink RG, Anzueto A, et al, for the Infectious Diseases Society of America, and the American Thoracic Society. Infectious Diseases Society of America/American Thoracic Society consensus guidelines on the management of community- 23 acquired pneumonia in adults. Clin Infect Dis 2007 ; 44 (suppl 2) : S27-72.

12) Charles PG, Wolfe R, Whitby M, et al, for the Australian Community-Acquired Pneumonia Study Collaboration. SMART-COP : a tool for predicting the need for intensive respiratory or vasopressor support in community-acquired pneumonia. Clin Infect Dis 2008 ; 47 : 375-84.

13) Restrepo MI, Mortensen EM, Rello J, et al. Late admission to the ICU in patients with community-acquired pneumonia is associated with higher mortality. Chest 2010 ; 137 : 552-7.

14) Barlow G, Nathwani D, Williams F, et al. Reducing door-to- antibiotic time in community-acquired pneumonia : controlled before-and-after evaluation and cost-effectiveness analysis. Thorax 2007 ; 62 : 67-74.

15) Dean NC, Silver MP, Bateman KA, et al. Decreased mortality after implementation of a treatment guideline for community-acquired pneumonia. Am J Med 2001 ; 110 : 451-57.

16) Martínez R, Reyes S, Lorenzo MJ, et al. Impact of guidelines on outcome : the evidence. Semin Respir Crit Care Med 2009 ; 30 : 172-78.

17) Dellinger RP, Levy MM, Rhodes A, et al, for the Surviving Sepsis Campaign Guidelines Committee including The Pediatric Subgroup.

Surviving Sepsis Campaign : international guidelines for management of severe sepsis and septic shock, 2012. Intensive Care Med 2013 ; 39 : 165-228.

18) Noritomi DT, Ranzani OT, Monteiro MB, et al. Implementation of a multifaceted sepsis education program in an emerging country setting : clinical outcomes and cost-effectiveness in a long-term follow-up study. Intensive Care Med 2014 ; 40 : 182-91.

19) Choudhury G, Mandal P, Singanayagam A, et al. Seven-day antibiotic courses have similar efficacy to prolonged courses in severe community-acquired pneumonia—a propensity-adjusted analysis. Clin Microbiol Infect 2011 ; 17 : 1852-58.

（重光　秀信）

II. 各　論：A 重症感染症

重症院内肺炎

KEY WORDS
- 重症度
- 経験的治療
- デ・エスカレーション
- 緑膿菌
- MRSA
- プロカルシトニン

POINTS
- 院内肺炎の重症度評価には、敗血症重症度（SOFA）と肺炎重症度（I-ROAD）を併用する。
- 気道検体採取は、気管吸引・気管支肺胞洗浄のいずれでもよい。
- 経験的抗菌治療は、①患者背景、②重症度、③グラム染色、④施設の抗菌薬感受性統計、⑤耐性菌リスクを考慮して抗菌薬選択する。
- 90日以内の静注抗菌薬使用歴は、多剤耐性菌・メチシリン耐性黄色ブドウ球菌（MRSA）・緑膿菌感染の危険因子である。
- プロカルシトニン（PCT）・アルゴリズムを使用して、7日以内に抗菌治療を終了する。

―― はじめに ――

　肺炎は、発症する場所によって、市中肺炎（community-acquired pneumonia：CAP）、院内肺炎（hospital-acquired pneumonia：HAP）、医療・介護関連肺炎（nursing and healthcare-associated pneumonia：NHCAP）に大別される。それぞれ、患者の基礎疾患・背景因子・病原微生物が異なるため、診断・治療方針も異なる。本稿では、重症HAPおよび人工呼吸器関連肺炎（ventilator-associated pneumonia：VAP）にフォーカスを当てて述べる。

表1　症例1：薬剤感受性検査

抗菌薬（略号）	MIC	判定
アンピシリン（ABPC）	>16	R
ピペラシリン（PIPC）	32	I
セファゾリン（CEZ）	>16	R
セフォタキシム（CTX）	16	I
セフタジジム（CAZ）	4	S
セフメタゾール（CMZ）	>32	R
セフォゾプラン（CZOP）	1	S
メロペネム（MEPM）	≦0.25	S
スルバクタム/アンピシリン（SBT/ABPC）	≦2	S
タゾバクタム/ピペラシリン（TAZ/PIPC）	≦8	S
アミカシン（AMK）	2	S
シプロフロキサシン（CPFX）	≦0.25	S

MIC：minimum inhibitory concentration（最小発育阻止濃度）

症例1　76歳、男性。全身倦怠感、息切れを自覚するようになり近医を受診した。血液検査で汎血球減少を指摘された。3日後の早朝、咳嗽とともに急に喀血を来したため、当院へ救急搬送された。

　入院後、人工呼吸管理を開始した。気管支肺胞洗浄（bronchoalveolar lavage：BAL）では肺胞出血を認め、骨髄検査では低形成骨髄が認められた。気管切開のうえ、保存的治療で徐々に呼吸状態は改善した。しかし、入院7日目に再び39℃を超える高熱、呼吸状態の悪化（毎分25回以上の頻呼吸、酸素化の悪化）、血圧の低下（80/40 mmHg）を呈し、胸部X線・CTで右下肺野に新たな浸潤影を認めた。同時に乏尿、血小板減少も指摘された。気管内採痰のグラム染色では多数のグラム陰性短桿菌と白血球による貪食像が認められた。VAPおよび敗血症と診断し、抗菌治療〔メロペネム（MEPM）＋バンコマイシン（VCM）〕を開始した。3日後、呼吸循環動態は改善傾向にあり、抗菌薬開始前の喀痰培養からアシネトバクター・バウマニ（*Acinetobacter baumannii*）が検出され、薬剤感受性検査の結果は表1のとおりであった。このため、抗菌薬をスルバクタム/アンピシリン（SBT/ABPC）単剤へ変更し7日間投与して治療終了した。

▼ 症例 1 解説

　再生不良性貧血に伴う汎血球減少・肺胞出血のために人工呼吸管理
となった患者に発症した VAP の症例である。人工呼吸開始 48 時間以
降に新たに出現した胸部 X 線・CT 異常所見に加え、バイタルサイン
変化、膿性痰出現があることから VAP と診断される。本症例では敗血
症を合併しており、グラム陰性桿菌・メチシリン耐性黄色ブドウ球菌
(methicillin-resistant *Staphylococcus aureus*：MRSA) 感染の可能性
が高いとして、MEPM＋VCM を開始されたが、気管内採痰のグラム
染色ではグラム陰性短桿菌のみが優位に認められたことから、VCM
は不要であったと考えられる。薬剤感受性検査では SBT/ABPC に感
受性を有する *A. baumannii* であることが分かったことから、適切に
最適抗菌薬にデ・エスカレーション (de-escalation) できた。

1 定義・疫学

　HAP とは、「入院後 48 時間以降に発症した肺炎」と定義される。ICU にお
ける感染症の 25％を占め、その死亡率は 33〜50％と高い[1]。CAP に比べると、
耐性菌が病原微生物となることが多い。VAP は、「気管挿管・人工呼吸開始 48
時間以降に新たに発症した肺炎」と定義される。従来は HAP の一部に分類さ
れていたが、2016 年に改訂された米国感染症学会 (Infectious Diseases Soci-
ety of America：IDSA)/米国胸部学会 (American Thoracic Society：ATS) の
ガイドライン[2]では、HAP とは独立した概念として提唱され、より集中的管理
が必要と考えられるようになった。VAP は人工呼吸患者の 9〜27％に発症し[1]、
挿管期間が長いほど発症リスクが増大する[3]。死亡率は 43％と高い[4]。

2 病態生理・病原体

　気管挿管から数時間が経過すると、口腔粘膜・咽頭・副鼻腔等の細菌叢が、
声門下コロニーを形成するようになる。これが、気管チューブを伝いカフにで
きた微小な襞を抜けて下気道に落ちると VAP を起こしうる[5]。

4　重症院内肺炎　105

一般的に、気管挿管から4日以内に発症する早期VAPでは、肺炎球菌（*Streptococcus pneumoniae*）、レンサ球菌、メチシリン感性黄色ブドウ球菌（methicillin-susceptible *Staphylococcus aureus*：MSSA）、大腸菌（*Escherichia coil*）、クレブシエラなどが検出されることが多い。一方、4日以降に発症する晩期VAPでは、MRSA、アシネトバクター、緑膿菌（*Pseudomonas aeruginosa*）、基質特異性拡張型 β-ラクタマーゼ（extended-spectrum β-lactamase：ESBL）産生菌などが検出される頻度が高くなる。VAPではしばしば病原微生物が複数混在する[5,6]。

3 診　断

HAP・VAPの診断には、明らかなゴールド・スタンダードはなく、身体所見・画像所見・細菌学的検査などから総合的に判断する必要がある（図1）。臨床症状からHAP・VAPを疑ったら、まずI-ROADによる肺炎重症度評価を行う（表2）。重症肺炎は敗血症の一病態と位置づけられるため、肺炎重症度のほか、敗血症の評価も必要である。VAPの重症度評価には、clinical pulmonary infection score（CPIS）があるが、その正診率は必ずしも十分とはいえない[7]。これにPCT値と肺エコー所見を加えた chest echography and procalcitonin pulmonary infection score（CEPPIS）は、より診断能が高いという報告もある[8]。

続いて、胸部X線・CT検査に加え、血液培養（2セット）、下気道検体のグラム染色・培養といった微生物学的検査を行う。尿中レジオネラ抗原検査やクラミジア・マイコプラズマの抗体・遺伝子学的検査は、これらがHAP・VAPの起炎菌となることは稀であるため不要である。

IDSA/ATSの"HAP・VAPガイドライン"[2]では、BALなどによる侵襲的気道検体採取よりも、気管吸引による非侵襲的採取を推奨している。侵襲的採痰は、非侵襲的採痰に比べ、14日死亡率、臓器障害発生率、抗菌薬使用日数において優れていたという報告[9]がある一方で、明らかな有効性はなかったという報告[10]もある。BALと気管吸引では、検出される病原微生物が異なることがあるため[11,12]、適切にBALを実施・検体処理できる施設ではBALを実施するのがよい。さらに、VAPを疑う場合は、気道検体の定量培養が重要である。定量

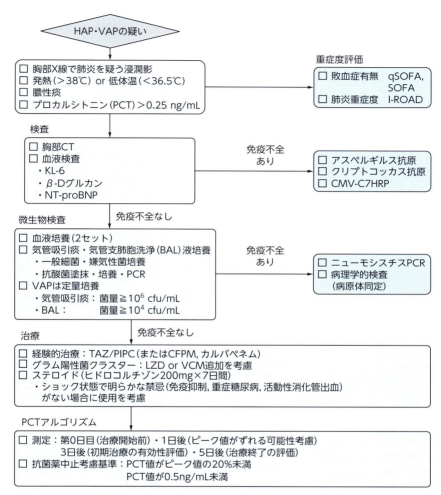

図1 HAP・VAP の診断・治療アルゴリズム

HAP・VAP 疑いの患者を診療する際の，検査・治療アルゴリズムを示す．まず，肺炎・敗血症重症度評価（SOFA）を行ったうえで，血液・画像・微生物学的検査を行う．続いて，免疫不全の有無によって必要な検査を追加する．治療は経験的治療と標的治療からなる．補助治療としてステロイドを使用することがある．治療終了はPCT・アルゴリズムに従って行う．
qSOFA : quick Sequential Organ Failure Assessment, NT-proBNP : N-terminal pro-brain natriuretic peptide, CMV-C7 HRP : cytomegalovirus antigen-C7 horseradish peroxidase, PCR : polymerase chain reaction（ポメラーゼ連鎖反応）, cfu : colony forming unit（コロニー形成単位）

表2 I-ROAD 評価

I	(Immunodeficiency)	悪性腫瘍または免疫不全状態
R	(Respiration)	$SpO_2 > 90\%$ 維持に $FIO_2 > 0.35$ 必要
O	(Orientation)	意識レベル低下
A	(Age)	男性 70 歳以上，女性 75 歳以上
D	(Dehydration)	乏尿または脱水
軽　症：		0〜2 項目該当，かつ CRP＜20 mg/dL かつ胸部 X 線陰影が**一側肺**の 2/3 **未満**
中等症：		0〜2 項目該当，かつ上記（軽症）でない
重　症：		3〜5 項目該当

(日本呼吸器学会成人肺炎診療ガイドライン 2017 作成委員会編. 成人肺炎診療ガイドライン 2017. 東京：日本呼吸器学会；2017 より改変引用)

培養のメリットは、得られた細菌数から常在菌か感染症起炎菌かを区別できることである。ただし、臨床的アウトカム（死亡率・人工呼吸期間など）における有益性はまだ明らかでない[10]。

なお、抗酸菌感染症の鑑別や、免疫不全がある患者におけるニューモシスチス・アルペルギルスなどの鑑別も重要である。

4 抗菌治療と支持療法

病原微生物の種類・薬剤感受性が判明するまでは、経験的抗菌治療を行う。その際、①患者背景、②重症度、③グラム染色、④施設の抗菌薬感受性統計（ローカルファクター・アンチバイオグラム）、⑤耐性菌リスク、を参考にして抗菌薬を選択する。

重症度が高いあるいは抗菌薬の投与既往など薬剤耐性菌リスクが高いHAP・VAP では、タゾバクタム/ピペラシリン（TAZ/PIPC）などの β-ラクタマーゼ配合ペニシリンを中心に、施設アンチバイオグラムと想定耐性菌に応じて、シプロフロキサン（CFPM）やカルバペネム系薬を使い分ける（**図1**）。例えば、AmpC 型 β-ラクタマーゼ過剰産生菌を想定すれば CFPM やカルバペネム系薬を、ESBL 産生菌を想定すればカルバペネム系薬を選択する。病原微生物の種類・薬剤感受性が同定された後は、より狭域の最適抗菌薬に変更する。

ショックが持続する場合、敗血症治療に準じてヒドロコルチゾン 200 mg/

day 相当のステロイドを、支持療法として使用してもよい。その際、明らかな禁忌（重症糖尿病、消化管出血など）がないことを確認する。

5 緑膿菌カバーの必要性

　緑膿菌は、日本における VAP での最頻の分離菌であり、特に 90 日以内の静注抗菌薬使用歴がある患者では検出リスクが高くなる。ただし、気道検体より分離されたとしても気道や気管チューブへの定着と肺炎原因菌の区別は容易ではなく、また、基礎疾患のない患者において原因菌となりうるかは疑問である。TAZ/PIPC が第一選択であるが、セフェピム（CFPM）やカルバペネム系薬も選択肢となりうる。緑膿菌に限ると、PIPC と TAZ/PIPC の効果は同等であるが、β-ラクタマーゼ産生腸内細菌科細菌による肺炎も想定すると、経験的治療としては TAZ/PIPC を使用し、PIPC は感受性判明後の標的治療として選択可能である。施設アンチバイオグラムで緑膿菌の耐性率が高い場合や、施設で検出されるグラム陰性桿菌の 10%以上に薬剤耐性がある場合、肺の構造異常を有する場合（気管支拡張症など）は、フルオロキノロン系薬やアミノグリコシド系薬の併用も考慮する[2,13]。

6 抗メチシリン耐性黄色ブドウ球菌（MRSA）薬が必要な場合とは？

　気道検体のグラム染色でグラム陽性菌クラスターを認めた場合や、表3[2,14]に示す MRSA 感染リスクがある場合は、抗 MRSA 薬の併用を考慮する(図2)。抗 MRSA 薬としては、VCM またはリネゾリド(LZD)が第一選択である。VCMは腎機能障害のある患者では用量調整が必要であるうえ、腎障害悪化の危険性もある。適切な有効性を保つため、薬物血中濃度モニタリングも必要である。一方、LZD は腎機能による用量調整は不要で、経口薬があり、肺への移行性が良いといった特性がある。ただし、長期投与で血小板減少が起こることがある。現時点で VCM と LZD 間の MRSA 肺炎に対する治療効果は同等と考えられるが[15]、最近の日本の観察研究で LZD の優位性を示唆するものもある[16]。ダプトマイシン（DAP）は組織移行性も殺菌力も高いが、肺胞サーファクタントで

4　重症院内肺炎　**109**

表3 多剤耐性菌感染の危険因子

多剤耐性菌によるVAPの危険因子
1) 90日以内の静注抗菌薬使用
2) VAP発生以前に5日以上の入院期間
3) VAP発生時に敗血症性ショック
4) VAP発生以前にARDS状態
5) VAP発生以前に急性腎不全で血液浄化を使用

多剤耐性菌によるHAPの危険因子
1) 90日以内の静注抗菌薬使用

MRSAによるHAP/VAPの危険因子
1) 90日以内の静注抗菌薬使用
2) MRSA検出率の高い施設での発症（黄色ブドウ球菌の10～20％以上）
3) MRSA保菌者
4) MRSA感染症の既往歴

多剤耐性緑膿菌によるHAP/VAPの危険因子
1) 90日以内の静注抗菌薬使用

ARDS：acute respiratory distress syndrome（急性呼吸窮迫症候群）
(Kalil AC, Metersky ML, Klompas M, et al. Management of adults with hospital-acquired and ventilator-associated pneumonia：2016 Clinical Practice Guidelines by the Infectious Diseases Society of America and the American Thoracic Society. Clin Infect Dis 2016：63：e61-111. Cao B, Tan TT, Poon E, et al. Consensus statement on the management of methicillin-resistant *Staphylococcus aureus* nosocomial pneumonia in Asia. Clin Respir J 2015：9：129-42 より改変引用)

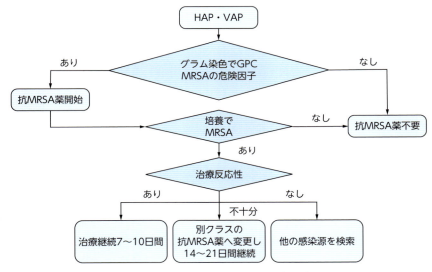

図2 抗MRSA薬使用のアルゴリズム

HAP・VAPの患者において、抗MRSA薬を使用する際のアルゴリズムを示す。グラム染色・MRSA感染の危険因子をもとに適応を判断する。培養検査でMRSAを同定した後は、LZDやVCMを選択する。

不活化されるため、HAP・VAP には無効である[17]。

7 施設ローカルファクターの活かし方

検出された細菌の感受性を抗菌薬別に集計したものが、アンチバイオグラムである。細菌の薬剤感受性は、施設における抗菌薬使用状況によって影響されるため、アンチバイオグラムの情報は極めて重要である。さらに、アンチバイオグラムは同一施設内でも病棟によって異なることがあるため、担当病棟のアンチバイオグラムを作成しておくとよい。

8 抗菌薬デ・エスカレーション（de-escalation）の実践法

薬剤耐性、薬物の副作用、治療コストを抑える観点から、抗菌薬デ・エスカレーションは必須である。デ・エスカレーションを行う際は、臨床的改善があり、経験的治療開始前に良質な気道検体を採取していることが大前提である。具体的には、症例 1 で提示したような薬剤感受性検査の結果をもとに行う。その際、薬物の組織移行性も考慮する。病原微生物の同定・薬剤感受性結果は、中間報告という形で段階的に報告されることが多いため、微生物検査室との連携を密に保ち、少しでも早いデ・エスカレーションを心掛けることも重要である。

9 抗菌治療をいつ終了するのか？

HAP・VAP 治療では、いつまで治療を行うのかも常に考えておく必要がある。"IDSA/ATS のガイドライン"[2]、"日本版敗血症診療ガイドライン"[18]のいずれにおいても、臨床症状の改善に加え、PCT 値を指標にして抗菌薬を中止することが推奨されている。これには、SAPS Trial[19]の研究結果に基づく。SAPS Trial では、PCT ピーク値の 20％未満または 0.5 ng/mL 未満に達した時点で抗菌薬を中止するというアルゴリズムを使用した結果、抗菌薬使用期間が 2.7 日

減少し、生存率も改善した。このため、治療開始前（0日目）、治療開始1日後（ピーク値がずれる可能性を考慮）、3日後（初期治療の有効性の評価）、5日後（抗菌治療終了の評価）にPCT値を測定し、抗菌治療中止時期の指標とするとよい。

── おわりに ──

重症HAP・VAPにおける抗菌治療の実践方法について解説した。ICUなどにおける重症患者では、広域抗菌薬が使用される機会が多いからこそ、耐性菌発生を最小限に留めるため、常にデ・エスカレーション・抗菌薬早期終了を心掛けることが重要である。

【 文　献 】

1)　American Thoracic Society ; Infectious Diseases Society of America. Guidelines for the management of adults with hospital-acquired, ventilator-associated, and healthcare-associated pneumonia. Am J Respir Crit Care Med 2005 ; 171 : 388-416.

2)　Kalil AC, Metersky ML, Klompas M, et al. Management of adults with hospital-acquired and ventilator-associated pneumonia : 2016 Clinical Practice Guidelines by the Infectious Diseases Society of America and the American Thoracic Society. Clin Infect Dis 2016 ; 63 : e61-111.

3)　Wang Y, Eldridge N, Metersky ML, et al. National trends in patient safety for four common conditions, 2005-2011. N Engl J Med 2014 ; 370 : 341-51.

4)　Ramirez-Estrada S, Lagunes L, Pena-Lopez Y, et al. Assessing predictive accuracy for outcomes of ventilator-associated events in an international cohort : the EUVAE study. Intensive Care Med 2018. doi : 10.1007/s00134-018-5269-7.

5)　Blot SI, Poelaert J, Kollef M. How to avoid microaspiration? A key element for the prevention of ventilator-associated pneumonia in intubated ICU patients. BMC Infect Dis 2014 ; 14 : 119.

6)　Koulenti D, Tsigou E, Rello J. Nosocomial pneumonia in 27 ICUs in Europe : perspectives from the EU-VAP/CAP study. Eur J Clin Microbiol Infect Dis 2017 ; 36 : 1999-2006.

7)　Fàbregas N, Ewig S, Torres A, et al. Clinical diagnosis of ventilator associated pneumonia revisited : comparative validation using immediate post-mortem lung biopsies. Thorax 1999 ; 54 : 867-73.

8) Zagli G, Cozzolino M, Terreni A, et al. Diagnosis of ventilator-associated pneumonia : a pilot, exploratory analysis of a new score based on procalcitonin and chest echography. Chest 2014 ; 146 : 1578-85.

9) Fagon JY, Chastre J, Wolff M, et al. Invasive and noninvasive strategies for management of suspected ventilator-associated pneumonia. A randomized trial. Ann Intern Med 2000 ; 132 : 621-30.

10) Berton DC, Kalil AC, Teixeira PJ. Quantitative versus qualitative cultures of respiratory secretions for clinical outcomes in patients with ventilator-associated pneumonia. Cochrane Database Syst Rev 2014 ; 10 : CD006482.

11) Tasbakan MS, Gurgun A, Basoglu OK, et al. Comparison of bronchoalveolar lavage and mini-bronchoalveolar lavage in the diagnosis of pneumonia in immunocompromised patients. Respiration 2011 ; 81 : 229-35.

12) Bahrani-Mougeot FK, Paster BJ, Coleman S, et al. Molecular analysis of oral and respiratory bacterial species associated with ventilator-associated pneumonia. J Clin Microbiol 2007 ; 45 : 1588-93.

13) Musher DM, Thorner AR. Community-acquired pneumonia. N Engl J Med 2015 ; 372 : 294.

14) Cao B, Tan TT, Poon E, et al. Consensus statement on the management of methicillin-resistant *Staphylococcus aureus* nosocomial pneumonia in Asia. Clin Respir J 2015 ; 9 : 129-42.

15) Bally M, Dendukuri N, Sinclair A, et al. A network meta-analysis of antibiotics for treatment of hospitalised patients with suspected or proven meticillin-resistant *Staphylococcus aureus* infection. Int J Antimicrob Agents 2012 ; 40 : 479-95.

16) Shime N, Saito N, Bokui M, et al. Clinical outcomes after initial treatment of methicillin-resistant *Staphylococcus aureus* infections. Infect Drug Resist 2018 ; 11 : 1073-81.

17) Choi EY, Huh JW, Lim CM, et al. Relationship between the MIC of vancomycin and clinical outcome in patients with MRSA nosocomial pneumonia. Intensive Care Med 2011 ; 37 : 639-47.

18) Nishida O, Ogura H, Egi M, et al. The Japanese Clinical Practice Guidelines for Management of Sepsis and Septic Shock 2016 (J-SSCG 2016). J Intensive Care 2018 ; 6 : 7.

19) de Jong E, van Oers JA, Beishuizen A, et al. Efficacy and safety of

procalcitonin guidance in reducing the duration of antibiotic treatment in critically ill patients : a randomised, controlled, open-label trial. Lancet Infect Dis 2016 ; 16 : 819-27.

（大下　慎一郎、志馬　伸朗）

II. 各　論：A 重症感染症

5 カテーテル由来血流感染症 (CRBSI)

KEY WORDS

- 中心ライン関連血流感染症(CLABSI)
- カテーテル由来血流感染症 (CRBSI)
- マキシマムバリアプリコーション

POINTS

- 中心ライン関連血流感染症 (CLABSI) はサーベランス目的、カテーテル由来血流感染症 (CRBSI) は診断目的
- 挿入時にはマキシマムバリアプリコーションで、ポビドンヨードよりも 1％クロルヘキシジンを使用する。
- CRBSI を疑ったら早期にカテーテル抜去

症例1　60 歳、女性。S 状結腸がんによる穿孔で 2 週間前に緊急手術が施行された。術後の麻痺性イレウスによる嘔気のため食事摂取が進まず、手術時に挿入された中心静脈カテーテルより高カロリー輸液が投与されていた。ICU 入室の前日より 38℃後半の発熱が出現し、各種培養が提出された。悪寒戦慄とともに収縮期血圧 90 mmHg を保てなくなったため、ICU 入室となった。

ICU 入室時に CT を撮影したところ、腹腔内膿瘍の残存や肺炎など感染巣はなかった。腹部創も特に問題はなかった。中心静脈カテーテルの挿入部は発赤などの所見を認めなかった。輸液蘇生と少量の昇圧薬で血行動態を維持した。血液培養 2 セット中 2 セットからブドウ球菌様のグラム陽性球菌が検出されたと検査室から報告が来た。肺炎、尿路感染、術後感染が否定的でありカテーテル由来血流感染症 (catheter-related blood stream infection：CRBSI) を第一に考え、血液培養を末梢静脈と中心静脈カテーテルから採血し、さらに抜去時にカテーテル先端培養を提出したうえでバンコマイシン（VCM）の投与を

5　カテーテル由来血流感染症（CRBSI）　**115**

開始した。後日、血液培養結果はメチシリン耐性コアグラーゼ陰性ブドウ球菌（methicillin-resistant coagulase-negative *Staphyloccocus*：MRCNS）となり、カテーテル先端培養も陽性となったため確定診断となった。カテーテル抜去後に速やかに解熱し、抗菌薬は抜去後7日間投与して終了となった。

症例 **2**　80歳、男性。3週間前より脳出血で入院中であった。嚥下障害があり経口摂取が進まないため2週間前に右内頸静脈より中心静脈カテーテルが挿入された。ICU入室の数日前より38℃台の発熱が出現したが、全身状態良好のため経過観察されていた。発熱とともに血圧低下、意識レベルの低下を認め、単純CT撮影後にICU入室となった。

　ICU入室後再度詳細な診察をしたところ、中心静脈カテーテル挿入部に発赤、腫脹を認めたためCRBSIと考え、末梢静脈穿刺での血液培養と中心静脈カテーテルからの採血での血液培養、カテーテルを抜去時にカテーテル先端を培養に提出した。さらに痰培養、尿培養を提出した。単純CT検査では肺炎など明らかな感染巣は認めなかった。輸液蘇生と昇圧薬を投与し、VCMとメロペネム（MEPM）で治療を開始した。ICU入室後2日目に血液培養およびカテーテル先端培養よりメチシリン耐性黄色ブドウ球菌（methicillin-resistant *Staphylococcus aureus*：MRSA）が検出され、CRBSIと確定診断された。ICU入室後4日目であるが、少量の昇圧薬で血行動態は安定してきたが、スパイク状の発熱が続いた。

　発熱が持続していたことから、①投与量投与間隔の問題、②起炎菌をカバーしていない（真菌、耐性菌、ウイルスなど）、③移行しにくい膿瘍、転移性感染巣などの存在（血栓性静脈炎、感染性心内膜炎、腸腰筋膿瘍など）、④診断が異なる場合（薬剤性、腫瘍熱、中枢性の発熱など）、を再検討した。本症例では、右内頸静脈を超音波で観察したところ血栓を認め、化膿性血栓性静脈炎と診断した。4週間のVCM投与を予定し、経時的に頸部の血栓の拡大がないことを確認しながら治療を行ったところ、解熱と血栓の縮小消失を認め完治に至った。

表 1　CLABSI の定義

	検査で確認された血流感染症で，以下の基準の少なくとも 1 つを満たす
基準 1	1 回以上の血液培養から一般の皮膚汚染菌以外の微生物が検出され，かつその微生物は他の部位の感染と関連がない
基準 2	発熱（>38℃），悪寒戦慄，低血圧のうち少なくとも 1 つあり，さらに血液培養から検出された微生物が他の部位の感染と関連がないこと，かつ同一の一般の皮膚汚染菌が別々の機会に 2 回以上採取された血液培養検体から検出される

1 疫　学

1　中心ライン関連血流感染症（CLABSI）とカテーテル由来血流感染症（CRBSI）の違い

a．CLABSI

中心ライン関連血流感染症（central line-associated bloodstream infection：CLABSI）は、米国疾病管理予防センター（Centers for Disease Control and Prevention：CDC）の全米医療安全ネットワークでのサーベランスで使用されている定義[1]である（表 1）。

CLABSI はカテーテル先端を培養に提出する必要がないため、他の原因による血液培養陽性者を過大に診断する可能性がある[2]が、簡便なためサーベランス目的で使用されている。米国では CLABSI の 9 割が中心静脈カテーテルによるもの[3]であり、約半分は ICU で発生し[4]、ICU では 0.9〜1.3 件/1,000 カテーテル日発生している[5]。日本では、日本環境感染学会が医療器具関連感染サーベイランスとして CLABSI の発生状況を報告しており、報告施設数が少ないなど問題があるが、2017 年の報告では 1.5 件/1,000 カテーテル日であった[6]。

b．CRBSI

CRBSI は臨床での診断・治療の際に使用される。CRBSI の診断基準を表 2 に示した。カテーテルハブからの検体を血液培養する方法は、皮膚からの静脈穿刺による採血よりもコンタミネーションの可能性が高くなることには注意が必要である[7]。

5　カテーテル由来血流感染症（CRBSI）

表2 CRBSIの診断

基準1	少なくとも1セットの皮膚から採血した血液培養とカテーテル先端培養から同じ微生物が検出される
基準2	カテーテルハブと末梢静脈からの検体で，血液培養を行いカテーテルから採血した血液検体のコロニー数が末梢静脈から採血されたものの3倍以上あること
基準3	カテーテルハブからの血液培養が，末梢静脈からの血液培養に比べて2時間以上早く陽性化すること

コラム 血液培養陰性でCRBSIと診断されるか？

　原則として血液培養陰性のカテーテル感染は存在しないことになる。しかし抗菌薬が投与されている場合には陰性となることもあるため、上記の定義以外に抗菌薬投与後も改善に乏しいが、カテーテルを抜去したのちにすぐに発熱および全身状態が改善する場合はカテーテル感染と考えることもある。特に化学療法などで皮下埋め込み式中心静脈ポートを入れている場合には抜去することがためらわれることもあり注意が必要である。

　なお、黄色ブドウ球菌、グラム陰性桿菌、カンジダは1セットでも血液培養から検出されれば感染の可能性が極めて高く[8]抗菌薬の適応となる。コアグラーゼ陰性ブドウ球菌（coagulase-negative *Staphylococcus*：CNS）やバチルスなどの場合は複数回で培養が陽性になる場合に感染の確定となる[8,9]。

2　CRBSIが発生することで何が生じるか？

　CRBSIの発生は在院日数や医療費の増大をもたらし、患者の予後にも大きな影響を与える。日本からの報告でも約600万円の医療費が増大したとの報告[10]がある。血管内カテーテル感染の約半数がICUで生じると報告[4]されており、ICUの感染制御の対象としても重要である。

3　カテーテル感染のメカニズム

　カテーテルからの感染経路として4つの経路が考えられている[2]。

①カテーテル挿入部位の皮膚微生物がカテーテルに沿って侵入、②カテーテル内腔やカテーテルハブの汚染、③点滴製剤による汚染、④別の感染病巣からのカテーテルへの血行性転移、である。

最も一般的な感染源は、①の皮膚常在菌であり、そのため、原因菌としてCNSや黄色ブドウ球菌が検出されることが多い[4]。一方、②の内腔やハブの汚染は、2週間以上留置されたカテーテルで問題となることが多い。③の点滴製剤による汚染に関しては、薬剤師が専用調製室で調製するのではなく、病棟内で輸液調製を行うことがある施設では、注射剤の汚染が生じる可能性がある[11]。

4 中心静脈カテーテルの感染予防

最も大切なのは不要な中心静脈カテーテル留置を減らすことである。抜去できないかを毎日検討し、感染の可能性が高いとされている部位である鼠径から挿入されている場合は早期に入れ替えを検討する。2006年にNEJMに報告されたKeystone ICU project[12]では、カテーテル挿入前の手指衛生、クロルヘキシジンによる皮膚消毒、挿入時におけるマキシマムバリアプリコーション（キャップ、マスク、滅菌手袋、滅菌ガウン、全身用の滅菌ドレープの使用）、大腿静脈使用の回避、カテーテルが抜去可能かを毎日検討することの5つの介入を行い、介入後にCRBSIの発生率の中央値を0にすることを成功した。その後作成されたCDCの"血管内留置カテーテル由来感染予防ガイドライン"[2]での推奨項目の抜粋を表3に示す。日本からの報告[13]によると、中心静脈カテーテルや動脈カテーテル挿入時の消毒薬として、10%ポビドンヨードよりも0.5%もしくは1%クロルヘキシジンは有意にカテーテル先端培養陽性が少なかった。またICUでは点滴のアクセスポートに薬物を接続する機会が多いため、この手技を行う際には、消毒薬で拭くのではなくしっかりこすり汚染を防ぐ必要がある[14]。

5 カテーテルの種類による感染発生頻度の違い

CRBSIの発生率は低く、CRBSIの発生とカテーテルコロニゼーションは相関

表 3　CRBSI 予防ガイドライン推奨項目（抜粋）

- 血管内留置カテーテルの適応，挿入，管理，感染対策について医療従事者を教育する
- ガイドラインの熟知度と励行状況を定期的に評価
- 中心静脈カテーテル穿刺部位は大腿静脈の使用を避ける
- 中心静脈カテーテル穿刺部位は鎖骨下静脈を第一選択とする(感染性合併症と機械的合併症のリスクを評価)
- 透析患者や進行性の腎臓病患者では鎖骨下静脈狭窄を防ぐため中心静脈カテーテル挿入部位として鎖骨下静脈の使用を避ける
- 中心静脈カテーテル挿入は超音波ガイド下で行う
- 必要最小限のルーメン数の中心静脈カテーテルを使用する
- 必要のない中心静脈カテーテルは速やかに抜去する
- 中心静脈カテーテル挿入時はマキシマムバリアプリコーション（キャップ，マスク，滅菌ガウン，滅菌手袋，全身用の滅菌ドレープの使用）で行う
- 0.5％を超えるクロルヘキシジンアルコール製剤で消毒する
- CRBSI を予防するために定期的な中心静脈カテーテルの交換は行わない
- 発熱だけで中心静脈カテーテルは抜去しない．他の部位に感染がある場合や非感染性の発熱の原因がある場合は，臨床判断を用いる
- アクセスポートを適切な消毒薬で拭いて滅菌デバイスでポートに接続し汚染リスクを最小限にする

があることから、過去の研究ではコロニゼーションを指標として検討している。末梢挿入式中心静脈カテーテル（peripherally inserted central catheter：PICC）は、外来患者では中心静脈カテーテルよりも CRBSI のリスクが低いとされているが、入院患者では発生率はほぼ同じであった[15,16]。中心静脈カテーテルと比較して、動脈カテーテルはコロニゼーションが少ないという報告[17]や同等という報告[18]がある。

6　中心静脈カテーテルをどの部位から挿入するか？

　ガイドラインでは中心静脈カテーテルの挿入部位として、内頸静脈や大腿静脈よりも鎖骨下静脈の使用を推奨している[2]。内頸静脈、鎖骨下静脈、大腿静脈の挿入部位を比較したフランスで行われた多施設RCT[19]では、カテーテル先端のコロニゼーションは大腿静脈、内頸静脈、鎖骨下静脈の順で多く、機械的合併症は鎖骨下静脈、内頸静脈、大腿静脈の順で多かった。この研究ではランドマーク法での穿刺が半数程度で行われており、今後、超音波ガイド下穿刺での報告が期待される。

120　Ⅱ　各　論：A 重症感染症

7 CRBSI の臨床所見

　局所の発赤、腫脹、膿、痛みのいずれかがあることの CRBSI 診断の特異度は90％を超えるが、感度は3％にすぎない。つまり局所所見があれば CRBSI がかなり疑われるが、CRBSI があっても局所所見がないことが多い[20]ため、診断に最も大切なのは抗菌薬使用前、または変更前の血液培養の採取である。

8 CRBSI を疑った場合、カテーテルを抜去すべきか？

　発熱があり、ほかに明らかな原因がなければ CRBSI を疑いカテーテルを抜去するように著者は教育を受けてきた。実際には血栓、薬物、輸血後発熱、術後血腫吸収熱など非感染性のさまざまな原因が入院患者では考えられ[21,22]、CRBSI を疑いカテーテルを抜去した場合でも、CRBSI の診断となるのは15〜25％の症例のみとの報告[23]もある。著者は、発熱のみでほかに症状がなければ、疑った時点ではカテーテルハブからの採血を含めた培養を採取し、培養結果を待ってカテーテルの抜去や抗菌薬投与を検討してもよいと考えている。しかし、全身状態の悪化を伴う場合は、培養提出とカテーテル抜去を行い、経験的治療を開始している。

9 CRBSI の治療

1 経験的治療 (表4)

　起炎菌としては、CNS、黄色ブドウ球菌、腸球菌、グラム陰性桿菌、カンジダなどが多い[4]。経験的治療としては、VCM を使用する。重篤な患者や好中球減少症、鼠径部からのカテーテルの挿入などのリスクがある患者ではグラム陰性桿菌の関与を想定し VCM に追加して第四世代セフェム系薬もしくはタゾバクタム/ピペラシリン (TAZ/PIPC) を投与する。重症患者ではグラム陰性桿菌の不適切な治療は致死的になるため、必ず院内のアンチバイオグラムを確認し

5　カテーテル由来血流感染症（CRBSI）　**121**

表 4　経験的治療の例

薬物名	1 回投与量	投与間隔
バンコマイシン（VCM）	15〜20 mg/kg	12 時間ごと（TDM あり）
重篤な場合，上記に加え セフェピム（CFPM）	1〜2 g	8〜12 時間ごと
カンジダリスクが高い 場合は上記に加え ミカファンギン（MCFG）	100 mg	24 時間ごと

初回投与量は上記のとおりで，2 回目以降は腎機能などを考慮する.

て想定する菌に対して感受性が十分にある薬物を選択し、基質特異性拡張型 β-ラクタマーゼ（extended-spectrum β-lactamase：ESBL）産生菌の頻度が高い場合にはカルバペネム系薬を使用する。カンジダの関与が想定される場合、つまり、複数か所のカンジダのコロニゼーション、高カロリー輸液、広域抗菌薬の長期使用、鼠径部にカテーテル留置、免疫抑制状態、敗血症の場合は、さらに抗真菌薬を投与する。

　著者は通常全身状態が比較的よく、ほかに感染症のフォーカスがなく CRBSI のみを疑う場合は高カロリー輸液を投与している場合でも血液培養を採取して VCM のみを投与して血液培養の結果を待ってから抗菌薬を適切化している。全身状態が悪い場合、特に補液のみで反応せず昇圧薬が必要な血圧低下がある場合にはグラム陰性桿菌の感染を疑い VCM のみではなく、MEPM に加えてゲンタマイシン（GM）（通常 3 日程度）を加えることもある。このときには高カロリー輸液投与時にはカンジダのカバーも行うことを検討している。

2 ｜ CRBSI の起炎菌ごとの治療（図 1）

●コアグラーゼ陰性ブドウ球菌（CNS）

　CNS は最も多い原因菌である[4]が、血液培養時のコンタミネーションの原因菌でもある。そのため、血管内カテーテル留置中の患者の血液培養で、CNS が 1 セットのみ陽性になった場合は、抗菌薬投与やカテーテル抜去を行うまえにカテーテルからの血液培養と末梢血液培養を追加で採取し、真の CRBSI かを確認する[24]。表皮ブドウ球菌（*Staphylococcus epidermidis*）は臨床検体で検出される CNS の大部分を占める。CNS が原因菌と判断した場合には、カテーテ

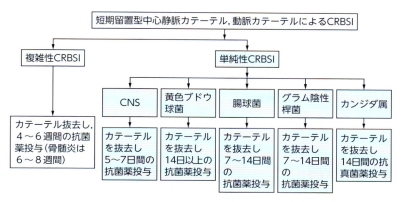

図1 CRBSIの起炎菌ごとの治療
(Mermel LA, Allon M, Bouza E, et al. Clinical practice guidelines for the diagnosis and management of intravascular catheter-related infection : 2009 Update by the Infectious Diseases Society of America. Clin Infect Dis 2009 ; 49 : 1-45 より改変引用)

ル抜去後5～7日間の抗菌薬治療を行う。感受性があればセファゾリン（CEZ）で治療し、MRCNSであればVCMで治療をする。しかしCNSはheteroresistanceを示すことがあり、通常はmecA遺伝子を検査できないため病勢が非常に重篤な場合には、CEZに感受性があってもVCMで治療を行う。なお、ガイドラインにはヘパリン入りの抗菌薬でカテーテル内をロックしてカテーテル抜去せずに治療を行うantibiotic lock therapyの記載があるが、著者は施行していない。CNSの中でもスタフィロコッカス・ルグドゥネンシス（*S. lugdunensis*）の場合は、黄色ブドウ球菌と同様な病原性をもつとされ、血液培養1セットのみ陽性でも真の感染と判断し治療期間は黄色ブドウ球菌に準ずる必要があることに留意する。

● 黄色ブドウ球菌

CRBSIの原因菌としてCNSの次に多い[4]。黄色ブドウ球菌による菌血症では感染性心内膜炎や深部膿瘍、化膿性椎体炎など転移性感染巣が生じやすく、積極的に検索する必要がある。心エコー検査は、菌血症発症5～7日目以降に施行すると感度が高い。MRSAならVCMもしくはダプトマイシン（DAP）、メチシリン感性黄色ブドウ球菌（methicillin-susceptible *Staphylococcus aureus* : MSSA）であればセファゾリン（CEZ）を投与する。MSSAでは時にペニシリ

ンの感受性（susceptible：S）ありと報告されることがあるが、本来はβ-ラクタマーゼ blaZ 遺伝子検査が必要となり通常の検査法では検出率が不十分[25]とされているため、CEZ を使用するのが無難である。治療期間は 2 週間以上とされている。糖尿病や免疫抑制状態、血管内人工デバイス、化膿性血栓性静脈炎、転移性感染巣がなく、経食道心エコーで感染性心内膜炎がない患者で、カテーテルが抜去され、抗菌薬治療開始後 72 時間以内に発熱と菌血症が軽快した患者は、血液培養陰性確認後 14 日間の治療期間が許容されている[24,26]。

●腸球菌

カテーテル抜去後 7〜14 日間の抗菌薬を投与する。アンピシリンに耐性の場合は、VCM を投与する。新規の心雑音や塞栓症状、抗菌薬治療後 72 時間以上続く発熱や菌血症、人工弁などの血管内異物の存在があれば、感染性心内膜炎の検索を行う。

●グラム陰性桿菌

施設のアンチバイオグラムに基づき抗菌薬を選択し、カテーテル抜去後 14 日間の抗菌薬投与を行う。

●カンジダ

カテーテルを抜去し、血液培養陰性確認後 14 日間、抗真菌薬を投与する。

10 CRBSI の治療期間と開始日の設定

ガイドライン[24]では、血管内異物・感染性心内膜炎・化膿性血栓性静脈炎・転移性感染巣がなく、血流感染と発熱が 72 時間以内に改善、免疫不全のないものを単純性 CRBSI としそれ以外を複雑性 CRBSI としている。複雑性 CRBSIでは、カテーテルを抜去し 4〜6 週間（骨髄炎では 6〜8 週間）の抗菌薬投与が必要とされている。また血液培養の陰性確認した日を治療開始 1 日目としているがエビデンスレベルは C-Ⅲで強い推奨ではない。著者は、カテーテル抜去を行い、起炎菌がグラム陽性球菌、特に黄色ブドウ球菌、腸球菌の場合、そしてカンジダの場合は陰性確認のため血液培養の再検査を行い陰性であった培養提

出日を治療開始1日目として治療期間を設定している。グラム陰性桿菌の場合
は、臨床所見が改善している場合は血液培養の再検査は行わないことが多い。

【 文 献 】

1) Horan TC, Andrus M DM. CDC/NHSN surveillance definition of health care-associated infection and criteria for specific types of infections in the acute care setting. Am J Infect Control 2008 ; 36 : 309-32.

2) O'Grady NP, Alexander M, Burns LA, et al. Healthcare Infection Control Practices Advisory Committee (HICPAC). Guidelines for the prevention of intravascular catheter-related infections. Clin Infect Dis 2011 ; 52 : e162-93.

3) Mermel LA. Prevention of intravascular catheter-related infections. Ann Intern Med 2000 ; 132 : 391-402.

4) Wisplinghoff H, Bischoff T, Tallent SM, et al. Nosocomial bloodstream infections in US hospitals : analysis of 24,179 cases from a prospective nationwide surveillance study. Clin Infect Dis 2004 ; 39 : 309-17.

5) Dudeck MA, Weiner LM, Allen-Bridson K, et al. National Healthcare Safety Network (NHSN) report, data summary for 2012, Device-associated module. Am J Infect Control 2013 ; 41 : 1148-66.

6) 日本環境感染学会医療器具関連感染サーベイランス部門. http://www.kankyokansen.org/uploads/uploads/files/jsipc/jhais_device-CLABSI_CAUTI_VAP.pdf.(accessed Sep 26, 2018)

7) Everts RJ, Vinson EN, Adholla PO, et al. Contamination of catheter-drawn blood cultures. J Clin Microbiol 2001 ; 39 : 3393-4.

8) Pien BC, Sundaram P, Raoof N, et al. The clinical and prognostic importance of positive blood cultures in adults. Am J Med 2010 ; 123 : 819-28.

9) Weinstein MP, Towns ML, Quartey SM, et al. The clinical significance of positive blood cultures in the 1990s : a prospective comprehensive evaluation of the microbiology, epidemiology, and outcome of bacteremia and fungemia in adults. Clin Infect Dis 1997 ; 24 : 584-602.

10) Nakamura I, Fukushima S, Hayakawa T, et al. The additional costs of catheter-related bloodstream infections in intensive care units. Am J Infect Control 2015 ; 43 : 1046-9.

11) 大石雅子. 注射剤混合時のリスク・マネジメント. 外科と代謝・栄養. 2017 ; 51 : 247-55.

12) Pronovost P, Needham D, Berenholtz S, et al. An intervention to decrease catheter-related bloodstream infections in the ICU. N Engl J Med 2006 ; 355 : 2725-32.

13) Yasuda H, Sanui M, Abe T, et al. Comparison of the efficacy of three topical antiseptic solutions for the prevention of catheter colonization : a multicenter randomized controlled study. Crit Care 2017 ; 21 : 320.

14) Lockman JL, Heitmiller ES, Ascenzi JA, et al. Scrub the hub! Catheter needleless port decontamination. Anesthesiology 2011 ; 114 : 958.

15) Safdar N, Maki DG. Risk of catheter-related bloodstream infection with peripherally inserted central venous catheters used in hospitalized patients. Chest 2005 ; 128 : 489-95.

16) Chopra V, O'Horo JC, Rogers MA, et al. The risk of bloodstream infection associated with peripherally inserted central catheters compared with central venous catheters in adults : a systematic review and meta-analysis. Infect Control Hosp Epidemiol 2013 ; 34 : 908-18.

17) Lorente L, Villegas J, Martín MM, et al. Catheter-related infection in critically ill patients. Intensive Care Med 2004 ; 30 : 1681-4.

18) Lucet J-C, Bouadma L, Zahar J-R, et al. Infectious risk associated with arterial catheters compared with central venous catheters. Crit Care Med 2010 ; 38 : 1030-5.

19) Parienti J-J, Mongardon N, Mégarbane B, et al. Intravascular complications of central venous catheterization by insertion site. N Engl J Med 2015 ; 373 : 1220-9.

20) Safdar N. Inflammation at the insertion site is not predictive of catheter-related bloodstream infection with short-term, noncuffed central venous catheters. Crit Care Med 2002 ; 30 : 2632-5.

21) Circiumaru B, Baldock G, Cohen J. A prospective study of fever in the intensive care unit. Intensive Care Med 1999 ; 25 : 668-73.

22) Cunha BA, Lortholary O, Cunha CB. Fever of unknown origin : a clinical approach. Am J Med 2015 ; 128 : 1138.

23) Bouza E, Alvarado N, Alcalá L, et al. A randomized and prospective study of 3 procedures for the diagnosis of catheter-related bloodstream infection without catheter withdrawal. Clin Infect Dis

2007 ; 44 : 820-6.

24) Mermel LA, Allon M, Bouza E, et al. Clinical practice guidelines for the diagnosis and management of intravascular catheter-related infection : 2009 Update by the Infectious Diseases Society of America. Clin Infect Dis 2009 ; 49 : 1-45.

25) Richter SS, Doern GV, Heilmann KP, et al. Detection and prevalence of penicillin-susceptible *Staphylococcus aureus* in the United States in 2013. J Clin Microbiol 2016 ; 54 : 812-4.

26) Chong YP, Moon SM, Bang KM, et al. Treatment duration for uncomplicated *Staphylococcus aureus* bacteremia to prevent relapse : analysis of a prospective observational cohort study. Antimicrob Agents Chemother 2013 ; 57 : 1150-6.

（長島　道生）

II. 各　論：A 重症感染症

6 *Clostridioides difficile* 感染症

KEY WORDS
- 医療関連感染症
- *C. difficile* トキシンB
- 遺伝子検査法（NAAT）
- フィダキソマイシン（FDX）
- 抗菌薬適正使用

POINTS
- クロストリディオイデス（クロストリジウム）・ディフィシル感染症 (CDI) は医療関連感染症の主要な疾患の一つであり、適切な治療と予防管理が必要である。
- 最近の抗菌薬使用に加え、最近の入院歴やプロトンポンプ阻害薬（PPI）/H_2受容体拮抗薬使用、高齢などが CDI のリスクとして挙げられる。
- 発症リスクがあり急性下痢症を来す場合に CDI を疑い、マルチステップ法を用いた便検査で診断する。
- 治療は重症度分類に応じて行い、薬物療法に反応しない難治例に対しては外科的治療も考慮する。
- 手洗い、接触感染予防対策、環境消毒、抗菌薬の適正使用などのバンドルを用いた CDI 感染予防対策が肝要である。

── はじめに ──

　クロストリディオイデス（クロストリジウム）・ディフィシル感染症〔*Clostridioides*（*Clostridium*）*difficile* infection：CDI〕は、*Clostridioides difficile* 菌から産生されるトキシンが大腸粘膜を障害し、腹痛や下痢、ひどい場合は中毒性巨大結腸症や下部消化管穿孔から外科的緊急を来す消化管感染症である。CDI は医療関連感染症の中でも重要な疾患の一つであり、適切な治療ならびに予防管理を理解しておく必要がある[1]。

6　*Clostridioides difficile* 感染症　**129**

1 Clostridioides（Clostridium）difficile 感染症（CDI）の疫学

　日本において CDI は感染症法の届け出対象疾患に指定されておらず、正確な発生動向は分かっていない。2011 年の米国データでは、CDI の年間推定発症数は約 453,000 例、人口 10 万人あたりの発症数は約 147.2 例で[2]、C. difficile は医療関連感染症の起炎菌のうち 12% と最多だった[3]。さらに、再発は約 83,000 例（18.3%）、30 日死亡数は約 29,300 例（6.5%）であり、CDI へ費やされた年間医療費は 59 億ドルに上った[3]。過去のアウトブレイクに目を向けると、2000 年代初頭の北米における強毒株 NAP1/B1/027 のアウトブレイクでは死亡率は 16.7% まで上昇し[4]、ほぼ同時期のオランダにおける強毒株 078 のアウトブレイクでは若年者を中心に多くの市中感染がみられた[5]。日本では、過去に強毒株の散見はあるもののアウトブレイクの報告はない。

　C. difficile が抗菌薬関連性腸炎の主な起炎菌として明らかになったのは、1978 年である[6]。当初はクリンダマイシン（CLDM）が原因の多くを占めていたが、1980 年代以降は広域ペニシリン、第 3・4 世代セファロスポリン系薬、カルバペネム系薬、ニューキノロン系薬などさまざまな抗菌薬が CDI の原因となることが分かってきた。さらに、抗菌薬だけではなく、抗がん薬使用、消化管手術、過去 2 ケ月以内の入院歴、高齢、胃薬（PPI、H_2受容体拮抗薬）などのさまざまな要因も CDI 発症に関与していることが明らかになった[7]。

2 病原体・病態生理

　C. difficile は、自然環境に広く存在する嫌気性グラム陽性桿菌である。厳しい環境下では芽胞として存在し、ひとたび糞口経路で人体へ侵入すると栄養型へと変化する。広域抗菌薬使用をきっかけに腸内細菌叢が破綻すると発症するが、C. difficile 菌自体に腸管への侵襲性はなく、菌から産生されるトキシンが腸管上皮細胞を傷害することで CDI の症状をもたらす[8]。C. difficile から産生されるトキシンには、トキシン A とトキシン B の 2 種類存在する。このうち腸管粘膜を傷害するのは主にトキシン B であり、その毒性はトキシン A よりも 10 倍以上強いとされている[9]。CDI の重症度はトキシン産生量に依存してお

	□ Step1：酵素免疫(EIA)法：GDH抗原とトキシンA&B		
		トキシンA&B（＋）	トキシンA&B（−）
	GDH抗原（＋）	活動性感染	Step2へ
	GDH抗原（−）	コンタミネーションを疑い再検査を検討	感染否定的

□ Step2：NAAT（*tcdA*, *tcdB*, など）
　　　　陽性→CDIと診断

図1　CDIの診断（マルチステップ法）

り[10]、強毒株 NAP/B1/027 ではトキシン産生量が他株よりも有意に多いことが示された[11]。逆に、症状の発現は宿主のトキシンに対する抗体産生量が関連しており[12]、トキシンに対する抗体価が高いと無症状であるのに対し、抗体価が低いと下痢や再発が多くみられることが確認された[13]。

3 診　断

　新たに出現した泥状あるいは水様便が過去 24 時間以内に 3 回以上あり、便検査で *C. difficile* トキシンあるいは病原性 *C. difficile* が確認された場合に CDI と診断される[1]。発症経過や便の性状・回数が上記に合致しない、発熱や白血球上昇がない、最近の抗菌薬投与がない場合は、下剤や経腸栄養使用など CDI 以外の原因がないかどうかについてまずは除外する。

　上記が否定され引き続き CDI が疑われる場合、複数の便検査を組み合わせたマルチステップ法で診断する[1]（図 1）。

　ステップ 1 では、酵素免疫法（enzyme immunoassay：EIA）測定で *C. difficile* に対する glutamate dehydrogenase（GDH）抗原と *C. difficile* トキシンA・B をスクリーニングする。GDH 抗原・トキシンともに陽性であれば活動性感染、GDH 抗原陰性・トキシン陽性の場合、菌自体は腸管内に存在しないがトキシンは存在することを意味し、コンタミネーションを疑い再検査を検討する。GDH 抗原陽性・トキシン陰性の場合、*C. difficile* は腸管内に存在するがトキシンを産生していないあるいは十分なトキシンを産生していない可能性があり、確定診断のためにステップ 2 として遺伝子検査法（nucleic acid amplification test：NAAT）を行う。NAAT は、病原性の高い株の遺伝子（*tcdA*、*tcdB*

6　*Clostridioides difficile* 感染症　**131**

など）を調べる検査で、感受性・特異性ともに高く迅速診断が可能であるという利点が挙げられる。逆に、トキシンの過剰産生がない場合も検出してしまうことから、過剰診断や過剰治療につながる危惧についても指摘されている。マルチステップ法を用いた場合、診断精度が高いことから7日以内の再検査は行わない[1]。上記とは別に、NAATが使用できない場合あるいはStep 1を経ない場合、*C. difficile* の分離培養を行う。この結果が陽性の場合には、トキシンの産生を確認し、産生が認められればCDIと診断する。感度は極めて良いが、外部に検査依頼した場合に結果判明まで1週間程度要するため、患者治療へ反映しにくい欠点が指摘されている。

　CDIによる中毒性巨大結腸症や大腸穿孔が疑われる場合、速やかに腹部X線と腹部骨盤造影CT検査を行い、外科的緊急ではないかどうかを評価する。サイトメガロウイルス腸炎や虚血性大腸炎など他の消化管疾患の可能性があり、CDIとの鑑別が困難な場合は下部消化管内視鏡を行う。ここで、組織学的にCDIが証明された場合は偽膜性大腸炎と診断される。

症例1　高血圧と糖尿病の既往歴があり、過去に入院歴のない70歳代男性。胆嚢胆石に対し腹腔鏡下胆嚢摘出術を施行、術後3日目に39℃台発熱が出現した。

　胸部X線で院内肺炎と診断、経験的治療としてスルバクタム/アンピシリン（SBT/ABPC）を開始した。翌日から速やかに解熱し白血球数も正常化したが、SBT/ABPC開始3日後に再び38℃台発熱が出現した。1日5回の非血性下痢と白血球数の再上昇を認めCDIが疑われたため、便検査を提出した。GDH抗原陽性・トキシン陰性、NAATは陽性だった。10日間のバンコマイシン（VCM）内服治療を行い水様下痢は消失、肺炎に対する抗菌薬も7日間行い軽快し第20病日に自宅退院した。

＊　　　　＊　　　　＊

　コメント：本症例はトキシン陰性であり、CDI治療を行うかどうか悩ましい症例である。発熱と非血性下痢5回/day、白血球上昇を認めCDIとして矛盾しない、複数の再発危険因子（高齢者、直近の広域抗菌薬投与歴）がある、NAAT陽性、院内肺炎に対して抗菌薬の継続が

□ 非重症例

第一選択：メトロニダゾール内服あるいは点滴 500mg×3 回/day 10 日間
第二選択：バンコマイシン内服 125mg×4 回/day 10 日間

□ 重症例

第一選択：バンコマイシン内服 125mg×4 回/day 10 日間
第二選択：
─ フィダキソマイシン内服 200mg×2 回/day 10 日間
─ バンコマイシン内服 125mg×4/day＋メトロニダゾール点滴 500mg×3/day 10 日間
─ 高用量バンコマイシン内服あるいは経腸 500mg×4/day 10 日間

□ 難治例

第一選択：フィダキソマイシン内服 200mg×2 回/day 10 日間
第二選択：
─ バンコマイシン内服 125mg×4/day＋メトロニダゾール点滴 500mg×3/day 10 日間
─ 高用量バンコマイシン内服あるいは経腸 500mg×4/day 10～14 日間
─ バンコマイシン(内服)パルス漸減療法
　125mg×4/day 10～14 日間 → 125mg×2/day 7 日間 → 125mg×1/day 7 日間
　→ 125mg×1/2～3day 2～8 週間
上記薬物療法で改善しないあるいは消化管穿孔や中毒性巨大結腸症を伴う場合
─ 外科的治療：結腸亜全摘
　　　　　　　回腸双孔式人工肛門造設＋大腸洗浄

図2　CDI に対する薬物療法

メトロニダゾール（MNZ），バンコマイシン（VCM），フィダキソマイシン（FDX）

必要である、などの点を考慮し重症の CDI 活動性感染として治療した。

4 治　療

　2018 年 2 月に米国感染症学会（Infectious Disease Society of America：IDSA）から、10 月には日本化学療法学会と日本感染症学会から新たな CDI 診療ガイドラインが相次いで発表された[14]。以下では日本のガイドラインに準じた治療について米国ガイドラインとも比較しつつ述べる。

　CDI に対する治療の第一歩は、抗菌薬やプロトンポンプ阻害薬、H_2受容体拮抗薬、ステロイドなど、発症リスクとなる薬物の使用を控えることである。次に、CDI に対する薬物療法は重症度や再発の有無に応じて選択する（図2）[1]。現在重症度に関する国際的に統一された定義はなく、難治例を除き非重症例と重症例は臨床的な判断により分類される。難治例は、①CDI に対する初回治療

以降 2 回以上再発する症例、②VCM あるいはフィダキソマイシン（FDX）による治療終了時までに下痢が改善しない症例、③CDI によるショック、麻痺性イレウス、消化管穿孔、中毒性巨大結腸症などを認める症例のいずれかを満たす場合、と定義される。再発例は、適切な治療にもかかわらず、発症後 8 週間以内に再度 CDI を発症した症例であり、このうち同一菌株によるものを再燃、異なる菌株によるものを再感染へと分類される。

　非重症例に対する治療薬として、第一選択はメトロニダゾール（MNZ）内服あるいは点滴、第二選択は VCM 内服がそれぞれ推奨される。MNZ の 10 日間を超える投与あるいは 1 日 1,500 mg を超える高用量の投与は神経毒性を来すこと、また MNZ は VCM と比較して再発が多いことから[15,16]、今回米国ガイドラインでは第二選択薬へ推奨が下げられたことに留意する必要がある。

　重症例に対する治療薬として、第一選択は VCM 内服、第二選択は FDX 内服、VCM 内服と MNZ 点滴の併用、高用量 VCM（2,000 mg/day）内服あるいは経腸がそれぞれ推奨される。今回新たに推奨へ加わった FDX は、米国ガイドラインで第一選択薬として推奨されているが、日本では FDX が上市されてからまもなく（2018 年 9 月発売）、今後国内における臨床効果を見極める必要がある。過去のデータでは、FDX の副作用として、嘔気・嘔吐、腹痛、消化管出血、貧血、好中球減少などが報告されている[17]。

　難治例に対しては、第一選択として FDX 内服、第二選択として VCM 内服と MNZ 点滴の併用、高用量 VCM（2,000 mg/day）内服あるいは経腸、VCM（内服）パルス漸減療法が推奨されている。薬物療法で改善しないあるいは消化管穿孔や中毒性巨大結腸症を伴う場合は外科的治療を考慮する[18]。結腸亜全摘が第一選択であるが、近年腸管温存が可能な場合は回腸双孔式人工肛門造設と肛門から逆行性に腸管洗浄を行う方法[19]も浸透してきている。

　再発例は抗菌薬を終了してから 1～3 週間後に発症することが多いとされている[20]。再発例に対する治療薬は、第一選択として VCM 内服あるいは FDV 内服が、第二選択として高用量 VCM（2,000 mg/day）内服あるいは経腸、VCM（内服）パルス・漸減療法がそれぞれ推奨されている（図 3）。CDI 以外の活動性感染を合併した場合、CDI に対する適切な治療期間は定まっていない。専門家意見として、CDI 以外の活動性感染に対する抗菌薬治療期間に加え、CDI に対する 7 日間の延長治療を推奨している[21]。

　上記以外に、糞便移植、*C. difficile* トキシンに対するモノクローナル抗体、

```
□ 再発例
第一選択：
― バンコマイシン内服 125mg×4 回/day 10〜14 日間
― フィダキソマイシン内服 200mg×2 回/day 10 日間
第二選択：
― 高用量バンコマイシン内服あるいは経腸 500mg×4/day 10〜14 日間
― バンコマイシン(内服)パルス漸減療法
― 125mg×4/day 10〜14 日間 → 125mg×2/day 7 日間 → 125mg×1/day 7 日間
  → 125mg×1/2〜3day 2〜8 週間
```

図 3 CDI 再発に対する薬物療法

プロバイオティクスなどの経験的治療が知られている。糞便移植は、再発を繰り返す CDI に対して健常者の糞便を投与することで CDI の再発抑制を目的とした治療法である。これまでに、カプセルや経鼻胃管、上部消化管内視鏡を介して経口的に投与する方法と下部消化管内視鏡や浣腸を介して経肛門的に投与する方法が紹介されている。糞便移植の有用性は海外で確立されつつあり、治癒率は 81〜94% に上るとされているが[22〜24]、日本ではまだ十分に浸透していない治療法であり、今後臨床データの蓄積が必要である。

C. difficile トキシン B に対するモノクローナル抗体は、CDI 症例で 65 歳以上の高齢者や CDI の既往など、今後の再発リスクが高い場合において再発を抑える効果が示された[25,26]。日本では 2017 年に上市され、今回の国内ガイドラインでは再発リスクが高い患者において、CDI の再発抑制を目的として CDI 標準治療薬との併用が弱く推奨されている。

プロバイオティクスは非病原性かつ広域抗菌薬に耐性を示す細菌である。投与すると大腸粘膜に定着して抗菌活性を示すだけでなく、腸管粘膜を保護し宿主免疫を賦活する作用が期待されている。これまでに、CDI の再発を減らす可能性が示されているが[27,28]、プロバイオティクス自体が感染症を引き起こした報告もあり[29]、有用性に関する結論は出ていない[1]。今回の国内ガイドラインでは、CDI 予防としてその使用が弱く推奨されている。

症例2 コントロール不良の糖尿病と下肢の慢性潰瘍があり、皮膚軟部組織感染で入退院を繰り返している80歳代、女性。最後の入院は1ヶ月前で、創部培養からプロテウス・ミラビリス（*Proteus mirabilis*）が検出された。薬剤感受性を基にSBT/ABPCを2週間投与し、退院時にサワシリンカプセル®が2週間処方された。

　3日前から出現した頻回の非血性水様下痢と発熱を主訴に救急外来を受診した。来院時体温は38.3℃、血圧は110/90 mmHg、脈拍数130 beats/min、腹部はびまん性に膨隆、下腹部正中に中等度圧痛を認めたが反跳痛なし、下肢の慢性潰瘍に明らかな感染徴候なし。来院時白血球数2,5000（neut 95%）/μL、Cr 2.3 mg/dL（普段は0.9 mg/dL）、腹部X線検査ではイレウスや中毒性巨大結腸症を疑わせる所見なし。入院時便検査でGDH抗原・トキシンがともに陽性、臨床所見から重症CDIと診断しVCM経口とMNZ点滴を開始した。治療開始後3日までに下痢は消失、10日間の治療後に自宅退院した。

　1週間すると下肢の慢性潰瘍から再び排膿がみられ、近医でクラビット®が処方された。

　治療開始3日後に発熱と非血性水様下痢が出現、下腹部圧痛・腹部膨満と非血性嘔吐を伴い救急外来を受診した。体温は39.2℃、血圧は70/40 mmHg、脈拍数140 beats/min、腹部は全体的に膨隆、下腹部正中に圧痛あり。来院時白血球数4,2000（neut 95%）/μL、Cr 2.5 mg/dL（普段は0.9 mg/dL）、GDH抗原・トキシン陽性、腹部X線検査は中毒性巨大結腸症疑い。外科コンサルトし、中毒性巨大結腸症に対して緊急開腹術を施行した。術中所見で腸管の著明な拡張を認めたものの腸管穿孔は認めず、腸管温存し回腸双孔式人工肛門を造設した。術後はVCM内服とMNZ点滴に加え、肛門から逆行性に腸管洗浄とVCM注腸を行い10日間の治療後に軽快し退院した。

＊　　　　＊　　　　＊

　コメント：本症例は、高齢・直近の広域抗菌薬使用・直近のCDI罹患などの発症リスクがあり、クラビット®使用を契機として再発した難治例CDIの症例である。他の感染症に対し抗菌薬を使用せざるをえなかったが、再発予防として抗菌薬使用時の予防的なCDI治療や前回

退院時にモノクローナル抗体療法を考慮すべきだった。

5 感染予防対策

　CDI に対する感染予防は、手洗い、接触感染予防対策、環境消毒、抗菌薬の適正使用である[1]。CDI 患者に接触した後あるいは手袋を外した後は、流水と石けんを用いた手洗いが必要である。これは、アルコール消毒だけでは *C. difficile* の芽胞が殺菌されないためである。ひとたび CDI が疑われたら、便検査の結果が判明するまで接触感染予防対策をとる。CDI が判明した場合は、接触感染予防対策を徹底し、可能であれば患者を個室管理としたうえで患者専用のトイレを設けることが望ましい。CDI 患者の部屋への入室時と処置時には手袋とガウンの着用を義務づけ、血圧計や聴診器など感染源となりうる医療器具は可能なかぎりディスポ製品にする。接触感染予防対策の期間については、ガイドラインは下痢が治まってから最低48時間を推奨しているが[1]、症状改善後も菌がしばらく腸管内や環境に残存することから退院するまで予防対策期間の延長を推奨する専門家もいる。抗菌薬の使用は最小限にとどめ、速やかなデ・エスカレーション（de-escalation）を心掛けるとともに CDI 発症のリスクとなる抗菌薬の使用は極力控える。CDI 患者の使用したベッドや点滴、モニター、検査機器については、芽胞に対しても有効な過酢酸、グルタラール、高濃度次亜塩素酸ナトリウムなどを用いた環境消毒をする。

【 文　献 】

1)　McDonald LC, Gerding DN, Johnson S, et al. Clinical Practice Guidelines for *Clostridium difficile* Infection in Adults and Children：2017 Update by the Infectious Diseases Society of America (IDSA) and Society for Healthcare Epidemiology of America (SHEA) Clin Infec Dis 2018；66：e1-48.

2)　Lessa FC, Mu Y, Bamberg WM, et al. Burden of *Clostridium difficile* infection in the United States. N Engl J Med 2015；372：825-34.

3)　Magill SS, Edwards JR, Bamberg W, et al. Emerging Infections Program Healthcare-Associated Infections and Antimicrobial Use Prevalence Survey Team. Multistate point-prevalence survey of health care-associated infections. N Engl J Med 2014 ; 370 : 1198-208.

4) Kwon JH, Olsen MA, Dubberke ER. The morbidity, mortality, and costs associated with *Clostridium difficile* infection. Infect Dis Clin North Am 2015 ; 29 : 123-34.

5) Goorhuis A, Bakker D, Corver J, et al. Emergence of *Clostridium difficile* infection due to a new hypervirulent strain, polymerase chain reaction ribotype 078. Clin Infect Dis 2008 ; 47 : 1162-70.

6) Bartlett JG. Narrative review : the new epidemic of *Clostridium difficile*-associated enteric disease. Ann Intern Med 2006 ; 145 : 758-64.

7) Loo VG, Bourgault AM, Poirier L, et al. Host and pathogen factors for *Clostridium difficile* infection and colonization. N Engl J Med 2011 ; 365 : 1693-703.

8) Just I, Selzer J, Wilm M, et al. Glucosylation of Rho proteins by *Clostridium difficile* toxin B. Nature 1995 ; 375 : 500-3.

9) Riegler M, Sedivy R, Pothoulakis C, et al. *Clostridium difficile* toxin B is more potent than toxin A in damaging human colonic epithelium *in vitro*. J Clin Invest 1995 ; 95 : 2004-11.

10) Akerlund T, Svenungsson B, Lagergren A, et al. Correlation of disease severity with fecal toxin levels in patients with *Clostridium difficile*-associated diarrhea and distribution of PCR ribotypes and toxin yields in vitro of corresponding isolates. J Clin Microbiol 2006 ; 44 : 353-8.

11) Warny M, Pepin J, Fang A, et al. Toxin production by an emerging strain of *Clostridium difficile* associated with outbreaks of severe disease in North America and Europe. Lancet 2005 ; 366 : 1079-84.

12) Kyne L, Warny M, Qamar A, et al. Asymptomatic carriage of *Clostridium difficile* and serum levels of IgG antibody against toxin A. N Engl J Med 2000 ; 342 : 390-7.

13) Kyne L, Warny M, Qamar A, et al. Association between antibody response to toxin A and protection against recurrent *Clostridium difficile* diarrhoea. Lancet 2001 ; 357 : 189-93.

14) 日本化学療法学会，日本感染症学会 CDI 診療ガイドライン作成委員会編．*Clostridioides difficile* 感染症診療ガイドライン．東京：日本化学療法学会，日本感染症学会；2018 年 10 月．

15) Johnson S, Louie TJ, Gerding DN, et al. Polymer Alternative for CDI Treatment (PACT) Investigators. Vancomycin, metronidazole, or

tolevamer for *Clostridium difficile* infection : results from two multi-national, randomized, controlled trials. Clin Infect Dis 2014 ; 59 : 345-54.

16)　Zar FA, Bakkanagari SR, Moorthi KM, et al. A comparison of vancomycin and metronidazole for the treatment of *Clostridium difficile*-associated diarrhea, stratified by disease severity. Clin Infect Dis 2007 ; 45 : 302-7.

17)　Chalasani NP, Hayashi PH, Bonkovsky HL, et al. ACG Clinical Guideline : the diagnosis and management of idiosyncratic drug-induced liver injury. Am J Gastroenterol 2014 ; 109 : 950-66.

18)　Lamontagne F, Labbé AC, Haeck O, et al. Impact of emergency colectomy on survival of patients with fulminant *Clostridium difficile* colitis during an epidemic caused by a hypervirulent strain. Ann Surg 2007 ; 245 : 267-72.

19)　Neal MD, Alverdy JC, Hall DE, et al. Diverting loop ileostomy and colonic lavage : an alternative to total abdominal colectomy for the treatment of severe, complicated *Clostridium difficile* associated disease. Ann Surg 2011 ; 254 : 423-7 ; discussion 427-9.

20)　Louie TJ, Miller MA, Mullane KM, et al ; OPT-80-003 Clinical Study Group. Fidaxomicin versus vancomycin for *Clostridium difficile* infection. N Engl J Med 2011 ; 364 : 422-31.

21)　Carignan A, Poulin S, Martin S, et al. Efficacy of secondary prophylaxis with vancomycin for preventing recurrent *Clostridium difficile* infections. Am J Gastroenterol 2016 ; 111 : 1834-40.

22)　Van Nood E, Vrieze A, Nieuwdorp M, et al. Duodenal infusion of donor feces for recurrent *Clostridium difficile*. N Engl J Med 2013 ; 368 : 407-15.

23)　Brandt LJ, Aroniadis OC, Mellow M, et al. Long-term follow-up of colonoscopic fecal microbiota transplant for recurrent *Clostridium difficile* infection. Am J Gastroenterol 2012 ; 107 : 1079-87.

24)　Gough E, Shaikh H, Manges AR. Systematic review of intestinal microbiota transplantation (fecal bacteriotherapy) for recurrent *Clostridium difficile* infection. Clin Infect Dis 2011 ; 53 : 994-1002.

25)　Lowy I, Molrine DC, Leav BA, et al. Treatment with monoclonal antibodies against *Clostridium difficile* toxins. N Engl J Med 2010 ; 362 : 197-205.

26)　Wilcox MH, Gerding DN, Poxton IR, et al. Bezlotoxumab for prevention of recurrent *Clostridium difficile* infection. N Engl J Med

2017 ; 376 : 305-17.

27)　Pattani R, Palda VA, Hwang SW, et al. Probiotics for the prevention of antibiotic-associated diarrhea and *Clostridium difficile* infection among hospitalized patients : systematic review and meta-analysis. Open Med 2013 ; 7 : e56-67.

28)　Goldenberg JZ, Ma SS, Saxton JD, et al. Probiotics for the prevention of *Clostridium difficile*-associated diarrhea in adults and children. Cochrane Database Syst Rev 2013 ; 5 : CD006095.

29)　Enache-Angoulvant A, Hennequin C. Invasive Saccharomyces infection : a comprehensive review. Clin Infect Dis 2005 ; 41 : 1559-68.

（牧野　淳）

各 論
B 耐性菌別抗菌薬治療

II. 各　論：B 耐性菌別抗菌薬治療

1 MRSA

KEY WORDS

- 感染と定着
- 敗血症性ショック
  時の体内動態の変
  化
- 治療薬物モニタリ
  ング（TDM）
- 最小発育阻止濃度
  （MIC）

POINTS

- メチシリン耐性黄色ブドウ球菌（MRSA）は手指を介して水
  平感染する。
- MRSA 感染症は感染部位によって対処法が異なる。
- 重症病態下における薬物体内動態の変動を考慮する。
- 現時点では、バンコマイシン（VCM）の MIC（最小発育阻
  止濃度）値から臨床効果を予測することは難しい。

── はじめに ──

　メチシリン耐性黄色ブドウ球菌（methicillin-resistant *Staphylococcus aureus*：MRSA）は代表的な薬剤耐性グラム陽性球菌である。MRSA 感染症のアウトブレイクは、1960 年代初頭にヨーロッパで報告され[1,2]、現在でも最も重要な耐性菌感染症の一つとして位置づけられている。1990 年代半ばからは、院内感染型として知られている hospital-acquired methicillin-resistant *S. aureus*（HA-MRSA）とは別に、医療機関にコンタクトのない人々に MRSA が検出されるようになった。これを市中感染型とした community-acquired methicillin-resistant *S. aureus*（CA-MRSA）という概念が広がった。米国をはじめとする海外では白血球溶解毒素（panton-valentine leukocidin：PVL）を産生する USA300 株の感染が多く問題となっている[3]。国内の CA-MRSA は欧米の流行例とは様相が異なり PVL 陰性株が多かったが、最近では PVL 陽性株の増加が認められる[4,5]。また USA300 株は稀にしか分離されていないが、今後の流行状況に注意が必要である。

1　MRSA　**143**

表1 MRSA 感染と判断する検査結果

検　査	結　果
検出部位	無菌部位（血液，髄液，胸水，腹水，関節液）から検出
検出菌量	多い（尿：10^4 CFU/mL 以上，喀痰：10^7/mL 以上）
グラム染色	好中球による貪食像あり
全身状態	がんなどの基礎疾患あり，低栄養状態，免疫抑制剤の投与
胸部X線写真	空洞病変の存在（ただし空洞形成を伴わない症例もある）

　MRSA が分離される主な疾患として、人工呼吸器関連肺炎（ventilator-associated pneumonia：VAP）などを含む肺炎、菌血症、皮膚・軟部組織感染症、手術創感染症、尿路感染症などがある。MRSA は手指を介した水平感染によって広がるため、日々の診療において接触感染を予防する意識をもつことが重要である。

1 メチシリン耐性黄色ブドウ球菌（MRSA）感染と定着の鑑別（表1）

　MRSA は鼻腔、咽頭、気道、皮膚、消化管内、尿路上皮に定着することがある[6,7]。検体から MRSA が検出された場合、感染なのか定着なのかを判断するには、検出部位（材料）、検出菌量、グラム染色による貪食像の有無、胸部X線写真（肺炎像の有無）、全身状態、栄養状態、基礎疾患、治療行為の有無を含め、総合的に判断する必要がある。

1 喀　痰

　MRSA は鼻腔や咽頭などの上気道だけではなく、気管、気管支の下気道にも定着する細菌である。そのため喀痰培養から MRSA が検出されただけで MRSA 肺炎と診断することはできない[8]。肺炎の所見として壊死性、空洞を伴う浸潤陰影または膿胸がある場合で、喀痰培養から MRSA が検出されれば、MRSA 肺炎疑いとして抗菌薬選択を行う[9,10]。ただし、これらの所見は、黄色ブドウ球菌による PVL が関与する病理像であるといわれている[11,12]。HA-MRSA は PVL 産生株の頻度が低く、さらに日本では CA-MRSA でも PVL の産生が少ないとされているため、診断の感度は低いものと想定される。現時点では、空洞形成や

壊死性を伴わなくても、臨床的に新たな陰影が出現し、良質の喀痰から MRSA の貪食像が認められ、それ以外に原因となる微生物が分離・同定されなければ、MRSA 肺炎として治療することが妥当である。

2 血　液

適切な手技によって採取された血液から MRSA が検出された場合に診断する。血液培養陽性の場合は、MSSA と同様に心エコーなどによる心内膜炎の有無を評価する。心内膜炎の場合は、治療期間や治療方針が変わるため、心エコーの必要性は高い。

3 皮膚・軟部組織

ICU において皮膚、軟部組織の擦過培養を必要とする感染症としては褥瘡・外傷・熱傷・手術創の二次感染、壊死性筋膜炎などが挙げられる。この培養の結果 MRSA が検出されれば MRSA 感染を考慮しなければならないが、皮膚に常在している場合も多く、実際は起因菌でない可能性もある。壊死性筋膜炎の場合は初期対応から抗 MRSA 薬を併用することが多いためそのまま継続すればよいが、創部の二次感染に関しては培養結果に加え、既存の抗菌薬投与での改善が乏しいなどの臨床所見をもとに抗 MRSA 薬の導入を決定するほかないのが現状である。

4 尿

MRSA が単純性尿路感染症患者から分離される頻度は低く、検出される症例においては尿道カテーテルを挿入されていることが非常に多い。MRSA に限らず細菌尿（尿中菌量$\geqq 10^4$ CFU/mL）がある場合、①症状と膿尿があれば症候性尿路感染、②症状はないが膿尿があれば無症候性尿路感染、③症状と膿尿（尿沈渣中白血球数$\geqq 10$ 個/HPF）がなければ定着と定義されている。無症候性尿路感染と定着は、原則的に治療を行わないとされており、これは MRSA が分離された場合についても同様である。

5 便：MRSA 腸炎は存在するのか？

MRSA 腸炎は日本のみで報告されているうえ、その報告数は減少傾向であり、MRSA 腸炎は存在しないのでは、という意見を耳にすることがある。これには 2 つの理由が考えられる。重症 MRSA 腸炎が多発した 1990 年代初期はコアグラーゼ II 型エンテロトキシン AC 型が流行しており、それらはサイトカイン誘導能が高く、TSST-1 (toxic shock syndrome toxin-1) 産生株であった[13]。その後重症 MRSA 腸炎の報告は減少したが、その理由は重症腸炎を来した株の減少や、毒素産生性の変化が考えられる。そのほかに日本では、便からの MRSA 検出＝MRSA 腸炎と診断されてきた歴史がある。しかし報告の多くは、ほかの原因による発熱・下痢と偶発的な MRSA の定着であったことが推測される。特に、クロストリディオイデス（クロストリジウム）・ディフィシル感染症〔*Clostridioides*（*Clostridium*）*difficile* infection：CDI〕（*Clostridium difficile* 腸炎）と MRSA 腸炎は臨床像が類似するうえ、ともに VCM に感受性がある。このような症例が、MRSA 腸炎として過剰診断された可能性がある。

以上から、重症化する MRSA 腸炎は近年少数となっており、便中から検出される MRSA を治療対象とする状況は稀である[14]。しかし、水様便の鏡検でグラム陽性球菌が主体と成す場合は MRSA 腸炎を疑って治療を開始する。

2 抗 MRSA 薬の種類と特徴 （表 2）

2018 年 8 月現在、日本で使用可能な抗 MRSA 薬は、グリコペプチド系薬〔VCM・テイコプラニン (TEIC)〕、アミノグリコシド系薬〔アルベカシン (ABK)〕、オキサゾリジノン系薬〔リネゾリド (LZD)〕、環状リポペプチド系薬〔ダプトマイシン (DAP)〕の 4 系統 5 薬品である。それぞれの薬物動態学/薬力学(pharmacokinetics/pharmacodynamics：PK/PD)パラメータは VCM、TEIC では濃度-曲線下面積/最小発育阻止濃度 (area under the concentration-time curve/minimum inhibitory concentration：AUC/MIC)、ABK ではピーク濃度 (peak concentration：C_{peak})/MIC、LZD では AUC/MIC、DAP では AUC/MIC および最高血中濃度 (maximum concentration：C_{max})/MIC と考えられている[15,16]。

表2 抗 MRSA 薬の特徴

抗菌薬	投与経路	PK/PD パラメータ	TDM	腎機能に応じた調節	副作用
バンコマイシン (VCM)	静注	AUC/MIC	あり	必要	腎障害, red man 症候群
テイコプラニン (TEIC)	静注	AUC/MIC	あり	必要	腎障害, red man 症候群
ダプトマイシン (DAP)	静注	AUC/MIC, C_{max}/MIC	なし	必要	ミオパチー, 好酸球性肺炎
リネゾリド (LZD)	静注, 経口	AUC/MIC	なし	不要	骨髄抑制, ニューロパチー
アルベカシン (ABK)	静注	C_{peak}/MIC	あり	必要	腎障害, 聴覚障害

　VCM、TEIC、ABK、DAP の4剤は腎排泄型の薬物であり、患者個々の腎機能に応じて用法用量の調節が必要である（表3）。しかし各薬物とも負荷投与時は血中濃度を迅速かつ十分に上昇させるため、腎機能正常例と同量を投与する。対して LZD は、一般的に腎機能に応じた用法・用量調整の必要はないとされるが、減量を推奨するという報告もある[17]。また、LZD は消化管からの吸収が高く、バイオアベイラビリティが100％であり、経口投与で静脈注射と同等の効果が期待できる。これは点滴から内服への切り替えを考慮するうえで、重要な選択肢となる。

3 疾患別抗 MRSA 薬の選択と使用

　疾患によって、第一選択薬が異なる。日本における抗 MRSA 薬は概して幅広い適応症を有しているが、ABK の適応症は敗血症・肺炎に限定されており、DPT は肺で不活化による効果減弱がみられるため肺炎に適応はない。

1 MRSA 肺炎

　MRSA 肺炎の第一選択薬は VCM もしくは LZD[9,10]である。VCM と LZD は RCT が行われており、LZD は VCM に対して非劣勢あるいは有効であったとの報告がなされている[18〜20]。VCM の効果における MIC の影響は諸説あるが[21]、

1 MRSA | **147**

表 3　腎機能に応じた薬物投与量

薬物名	CCr (mL/min)									血液透析	CRRT
	>90	80	70	60	50	40	30	20	10>		
グリコペプチド系											
バンコマイシン　※TDMを実施する	初回 25 mg/kg / 15～20 mg/kg 12 時間ごと	初回 15 mg/kg / 12.5 mg/kg 12 時間ごと	20 mg/kg 24 時間ごと	15 mg/kg 24 時間ごと	12.5 mg/kg 24 時間ごと	推奨モノグラムなし、TDM 結果より調整				初回 20～25 mg/kg　透析日透析後 7.5～10 mg/kg	初回 20～25 mg/kg　7.5～10 mg/kg 24 時間ごと
テイコプラニン　※TDMを実施する	初回～3 日目 6 mg/kg (400 mg) 12 時間ごと / 6 mg/kg (400 mg) 24 時間ごと			3 mg/kg 12 時間ごと		4～5 mg/kg 48 時間ごと			4 日目休薬 3 mg/kg 48 時間ごと	透析日透析後 3～6 mg/kg	3 mg/kg 24 時間ごと
リポペプチド系											
ダプトマイシン	4～6 mg/kg 24 時間ごと						6 mg/kg 48 時間ごと			6 mg/kg 48 時間ごと　透析が 72 時間後の場合は 9 mg/kg	6 mg/kg 48 時間ごと
アミノグリコシド系、1 日 1 回投与 (once daily dosing：ODD)　※投与設計には理想体重、病的肥満患者では補正体重を用いる											
アルベカシン　※TDMを実施する	初回 5.5～6.0 mg/kg / 5 mg/kg	4 mg/kg		3.5 mg/kg		2.5 mg/kg	4 mg/kg 48 時間ごと	3 mg/kg 48 時間ごと	2 mg/kg 72 時間ごと	透析日透析後 2 mg/kg	薬物動態のばらつき大　TDM 結果より調整
オキサゾリジノン系											
リネゾリド	600 mg 12 時間ごと					600 mg 12 時間ごと				600 mg 12 時間ごと	600 mg 12 時間ごと

※添付文書：高度腎機能障害では慎重投与と記載

※：実際に医薬品を投与する際には、最新の情報を確認して投与量を決定すること。

表4 非複雑性の MRSA 菌血症患者（以下のすべてを満たす患者群）

1. 感染性心内膜炎がない
2. 埋め込み型の人工物がない
3. 最初の血液培養陽性検体が採取されてから 2〜4 日の間に施行された血液培養で MRSA が分離されない
4. 適正な治療開始後 72 時間以内に解熱
5. 遠隔感染巣がない

VCM の MIC$<$1 μg/mL の場合にはトラフ濃度 10〜15 μg/mL、MIC$\geqq$1 μg/mL の場合にはトラフ濃度 15〜20 μg/mL、MIC$\geqq$2 μg/mL の場合には他の治療薬を考慮する[22]。しかし臨床的に明らかな効果を認める場合には変更せず投与継続しているのが現状である。治療期間に明確なエビデンスはないが、壊死性ではなく菌血症を伴わない場合は 1 週間程度で継続を判断、壊死性や菌血症を伴う場合は 2 週間以上の投与期間が必要である。

また、MRSA における VAP に対して、リファンピシン（RFP）の併用が有効であるとの報告がなされており[23]、相加・相乗効果が発揮されているものと予想される。

2 MRSA 菌血症、敗血症性ショック

最も重要な感染症であり、早期の適切な治療が求められる。成人の MRSA 菌血症において、非複雑性の患者（定義は**表4** 参照[24]）の場合、第一選択薬は VCM もしくは DAP 6 mg/kg/day[10,24]で、治療は少なくとも 2 週間は投与を継続する[25]。複雑性菌血症（血液培養が陽性で**表4** の単純性菌血症の定義にあてはまらない患者）には、感染の程度によって 4〜6 週間の治療が推奨される。また、DAP は肺サーファクタントによって不活化されるので肺炎治療には基本的に選択されないが、敗血症性肺塞栓症には使用できる[26]。米国感染症学会（Infectious Diseases Society of America：IDSA）の"MRSA ガイドライン"では、VCM 治療下で遷延する MRSA 菌血症の場合、10 mg/kg の DAP を推奨している[10]。

あらゆる臨床的場面において、早期の適切な薬物投与量設計は予後に大きく影響を与える。しかし重症例では、その特殊な病態における体内動態の変動を考慮しなければ目標の血中濃度を満たせないことがしばしばある。その原因と

1 MRSA | **149**

して近年注目されているのが、過大腎クリアランス（augment renal clearance：ARC）という概念である。ARCとは炎症性反応の存在や、カテコールアミンなどの血管作動薬による薬物治療、輸液負荷などによる心拍出量増大に伴った腎血流量増大により発現すると考えられ、腎クリアランスが正常時に比べて増大する現象を指す。これによって薬物血中濃度の低下とそれに伴う治療効果の減弱を引き起こすことがあると考えられている[27]。ARCの概念はVCM[28]やβ-ラクタム使用時にしばしば指摘されるが、DAP[29]やLZD[30]でも報告されている。DAPの血中濃度を測定できない施設においては、測定可能なVCMを選択し早期治療薬物モニタリング（therapeutic drug monitoring：TDM）による投与量調整が推奨されるかもしれない。

3 尿路感染症

　MRSAは複雑性尿路感染症の起因菌となりえるが、単純性尿路感染症の起因菌となることは稀である。MRSA尿路感染症に対する抗MRSA薬の臨床効果に対する十分な評価は行われていないが、VCMが第一選択薬とされている[9]。

4 バンコマイシン（VCM）の感受性（ブレイクポイント MIC）

　VCMのMICが徐々に上昇するMIC creepと呼ばれる現象に関する報告があり[31〜33]、MIC 2μg/mLの株が増加傾向にある。米国臨床検査標準委員会（Clinical and Laboratory Standards Institute：CLSI）やヨーロッパ抗菌薬感受性試験法検討委員会（European Committee on Antimicrobial Susceptibility Testing：EUCAST）のブレイクポイントではVCMのMICが2μg/mLの株は感性（susceptible：S）と判定される[34,35]。このMIC 2μg/mLの株はSに分類されるにもかかわらず、治療指標として推奨しているAUC/MIC≧400[36]が未達成となる可能性が高く、治療失敗例や死亡率の上昇などの報告がされている[37,38]。しかし、VCMのMICが2μg/mLに近い場合でも死亡率は上昇しないとする報告もあり、一致した見解には至っていない[39]。この点について"IDSAのガイドライン"は、治療効果はあくまで臨床的な反応で評価すべきとする考えに立脚している[10]。その根拠として、MIC値の測定誤差は少なからず生じる

ものであり、一般的には1管程度は許容範囲とされていることが挙げられる。VCMにおけるMIC値の誤差は、PK/PDパラメータの治療指標のAUC/MIC≧400の達成度に影響して臨床効果予測の判定にまで波及するため、VCMのMIC≦2μg/mLの測定方法の差異は許容範囲とは言い難い。

　以上のように、VCMにおいて、MRSAのMIC値のみで臨床効果を予測することは困難である。2018年、MIC Creep現象の証拠を確認できなかったというシステマティックレビューが報告された[40]。経年的にMICが上昇したというよりも、長期保存後の再測定株ではVCMが感性化することが多いことが報告に影響しているとの指摘もある[41]。現時点では、臨床効果が得られている場合やMICが2μg/mL未満の場合には早急な治療の変更は好ましくないと考える。

　79歳、男性。両下肢Ⅲ度熱傷にて救急搬送。来院後、ただちに熱傷の治療を開始

　第7病日に創部の緑膿菌（*Pseudomonas aeruginosa*）感染を認め、タゾバクタム/ピペラシリン（TAZ/PIPC）の投与を開始した。創部の感染は小康状態となったが、第15病日にP/F比190と呼吸不全を呈し挿管、人工呼吸器管理となった。喀痰グラム染色にてグラム陽性菌の白血球貪食像を認めた。MRSAを起因菌とする肺炎が疑われ、VCM投与を開始した。

　第18病日、効果不良（発熱38.6℃、CRP 31.5 mg/dL、抹消白血球数22,300/mm^3、浸潤影の拡大）であり呼吸状態が悪化した。喀痰培養検査からMRSA検出、VCMに対するMICは2μg/mLであった。抗菌薬はLZD 600 mg 1日2回へ変更。14日間投与で浸潤影は残存するものの、酸素化の改善を認め、抗菌薬治療を終了した。

▼ 症例1解説

　VCMのPK/PDパラメータはAUC/MICとされており、重症感染症の場合はAUC/MIC≧400が必要とされている。今回のようにMIC 2μg/mL株の場合、トラフ濃度は20μg/mL必要となり現実的ではない。投与量が理論的な必要濃度を超えていなかったとしても臨床症状

の改善を明らかに認める場合はその投与を継続してもよいと考えられるが、本症例では臨床症状の悪化を認めたためLZDへの変更を選択した。抗菌薬の終了時期に関してはまず1週間をめどに投与継続の検討が必要である。本症例では酸素化、喀痰量などの臨床所見的に継続が必要と判断され、計2週間の投与を行った。

症例2　56歳、男性、体重50 kg。糖尿病性腎症にて透析導入。虫垂炎穿孔による腹膜炎にてショック状態となり、緊急回盲部切除施行したが、術後も腹腔内膿瘍から炎症は遷延した。なお腎不全に対してはブラッドアクセスカテーテル挿入のうえ持続血液濾過透析（continuous hemodiafiltration：CHDF）導入した。

感染に対しては当初よりメロペネム（MEPM）を投与していたが、第10病日に再度炎症反応上昇しショック状態となったため血液培養2セット提出後、VCM（初日1,000 mg、2日目以降500 mg 1日1回）投与を追加し、同時にカテーテルの入れ替えを行った。血液培養検査からMRSAが検出され、ショックの原因はMRSA菌血症と判断した。4日目に実施したTDMでトラフ濃度は16.3 μg/mL、目標トラフ濃度を15〜20 μg/mLに設定し治療を継続。7日目には循環動態、炎症反応とも改善を認めた。フォローの血液培養陰性化確認後、14日間で抗菌薬治療を終了した。

▼ 症例2解説

腎排泄型の薬物は、患者個々の腎機能に応じて用法用量の調節が必要とされる。VCMを初回から高用量で高トラフ濃度を狙うと予期せぬ異常トラフとなることから注意が必要ではあるが、早期に目標血中濃度を達成させるために、初日に負荷投与、2日目からは維持用量へ減量、早期TDMを行った。MRSA菌血症の治療はフォローの血液培養陰性化確認後から2週間が推奨される。

【 文　献 】

1) Barber M. Methicillin-resistant *Staphylococci*. J Clin Pathol 1961；14：385-93.

2) Benner EJ, Kayser FH. Growing clinical significance of methcillin-resistant *Staphylococcus aureus*. Lancet 1968；2：741-4.

3) Glaser P. Martins-Simões P. Villain A, et al. Demography and Intercontinental spread of the USA300 community-acquired methicillin-resistant *Staphylococcus aureus* lineage. MBio 2016；7：e02183-15.

4) Mine Y. Higuchi W. Taira K, et al. Nosocomial outbreak of multidrugresistant USA300 methicillin-resistant *Staphylococcus aureus* causing severe furuncles and carbuncles in Japan. J Dermatol 2011；38：1167-71.

5) Yamaguchi T, Okamura S, Miura Y, et al. Molecular characterization of community-associated methicillin-resistant *Staphylococcus aureus* isolated from skin and pus samples of outpatients in Japan. Microb Drug Resist 2015；21：441-7.

6) Davis KA, Stewart JJ, Crouch HK, et al. Methicillin-resistant *Staphylococcus aureus*（MRSA）nares colonization at hospital admission and its effect on subsequent MRSA infection. Clin Infect Dis 2004；39：776-82.

7) Hidron AI, Kourbatova EV, Halvosa JS, et al. Risk factors for colonization with methicillin-resistant *Staphylococcus aureus*（MRSA）in patients admitted to an urban hospital：emergence of community-associated MRSA nasal carriage. Clin Infect Dis 2005；41：159-66.

8) Kawanami T, Yatera K, Yamasaki K, et al. Clinical impact of methicillin-resistant *Staphylococcus aureus* on bacterial pneumonia：cultivation and 16S ribosomal RNA gene analysis of bronchoalveolar lavage fluid. BMC Infect Dis 2016；16：155.

9) 日本化学療法学会・日本感染症学会，MRSA 感染症の治療ガイドライン作成委員会．MRSA 感染症の治療ガイドライン 2017 年改訂版．http://www.kansensho.or.jp/guidelines/pdf/guideline_mrsa_2017revised-edition.pdf（2018 年 8 月閲覧）

10) Liu C, Bayer A, Cosgrove SE, et al. Clinical practice guidelines by the infectious diseases society of america for the treatment of methicillin-resistant *Staphylococcus aureus* infections in adults and children. Clin Infect Dis 2011；52：e18-55.

11) Prevost G, Cribier B, Couppie P, et al. Panton-valentine leukocidin and gamma-hemolysin from *Staphylococcal aureus* ATCC 49775 are

encoded by distinct genetic loci and have different biological activities. Infect Immun 1995 ; 63 : 4121-9.

12) Prince A, Wang H, Kitur K, et al. Humanized mice exhibit increased susceptibility to *Staphylococcus aureus* pneumonia. J Infect Dis 2017 ; 215 : 1386-95.

13) Okii K, Hiyama E, Takesue Y, et al. Molecular epidemiology of enteritis-causing methicillin-resistant *Staphylococcus aureus*. J Hosp Infect 2006 ; 62 : 37-43.

14) 日本感染症学会，日本化学療法学会 JAID/JSC 感染症治療ガイドライン作成委員会，腸管感染症ワーキンググループ．JAID/JSC 感染症治療ガイドライン 2015—腸管感染症—．http://www.kansensho.or.jp/guidelines/pdf/guideline_JAID-JSC_2015_intestinal-tract.pdf（2018年 8 月閲覧）

15) Craig WA. Basic pharmacodynamics of antibacterials with clinical applications to the use of β-lactams, glycopeptides, and linezolid. Infect Dis Clin North Am 2003 ; 17 : 479-501.

16) Bowker KE, Noel AR, MacGowan AP. Comparative antibacterial effects of daptomycin, vancomycin and teicoplanin studied in an *in vitro* pharmacokinetic model of infection. J Antimicrob Chemother 2009 ; 64 : 1044-51.

17) Tsuji Y, Holford NHG, Kasai H, et al. Population pharmacokinetics and pharmacodynamics of linezolid-induced thrombocytopenia in hospitalized patients. Br J Clin Pharmacol 2017 ; 83 : 1758-72.

18) Rubinstein E, Cammarata S, Oliphant T, et al ; Linezolid Nosocomial Pneumonia Study Group. Linezolid（PNU-100766）versus vancomycin in the treatment of hospitalized patients with nosocomial pneumonia : a randomized, double-blind, multicenter study. Clin Infect Dis 2001 ; 32 : 402-12.

19) Wunderink RG, Cammarata SK, Oliphant TH, et al ; Linezolid Nosocomial Pneumonia Study Group. Continuation of a randomized, double-blind, multicenter study of linezolid versus vancomycin in the treatment of patients with nosocomial pneumonia. Clin Ther 2003 ; 25 : 980-92.

20) Wunderink RG, Niederman MS, Kollef MH, et al. Linezolid in methicillin-resistant *Staphylococcus aureus* nosocomial pneumonia : a randomized, controlled study.（ZEPHyR study）. Clin Infect Dis 2012 ; 54 : 621-9.

21) Haque NZ, Zuniga LC, Peyrani P, et al ; Improving Medicine

through Pathway Assessment of Critical Therapy of Hospital-Acquired Pneumonia (IMPACT-HAP) Investigators. Relationship of vancomycin minimum inhibitory concentration to mortality in patients with methicillin-resistant *Staphylococcus aureus* hospital-acquired, ventilator-associated, or health-care-associated pneumonia. Chest 2010；138：1356–62.

22）日本化学療法学会抗菌薬 TDM ガイドライン作成委員会，日本 TDM 学会ガイドライン策定委員会―抗菌薬領域―編．抗菌薬 TDM ガイドライン 2016．東京：日本化学療法学会，日本 TDM 学会；2016．

23）Jung YJ, Koh Y, Hong SB, et al. Effect of vancomycin plus rifampicin in the treatment of nosocomial methicillin-resistant *Staphylococcus aureus* pneumonia. Crit Care Med 2010；38：175–80.

24）日本感染症学会，日本化学療法学会．JAID/JSC 感染症治療ガイド・ガイドライン作成委員会敗血症ワーキンググループ．JAID/JSC 感染症治療ガイドライン 2017―敗血症およびカテーテル関連血流感染症―．http://www.kansensho.or.jp/guidelines/pdf/guideline_JAID-JSC_2017.pdf（2018 年 8 月閲覧）

25）Chong YP, Moon SM, Bang KM, et al. Treatment duration for uncomplicated *Staphylococcus aureus* bacteremia to prevent relapse：analysis of a prospective observational cohort study. Antimicrob Agents Chemother 2013；57：1150–6.

26）Rehm SJ, Boucher H, Levine D, et al. Daptomycin versus vancomycin plus gentamicin for treatment of bacteraemia and endocarditis due to *Staphylococcus aureus*：subset analysis of patients infected with methicillin-resistant isolates. J Antimicrob Chemother 2008；62：1413–21.

27）Blot SI, Pea F, Lipman J. The effect of pathophysiology on pharmacokinetics in the critically ill patient-concepts appraised by the example of antimicrobial agents. Adv Drug Deliv Rev 2014；77：3–11.

28）Shimamoto Y, Fukuda T, Tanaka K, et al. Systemic inflammatory response syndrome criteria and vancomycin dose requirement in patients with sepsis. Intensive Care Med 2013；39：1247–52.

29）Pea F, Crapis M, Cojutti P, et al. Daptomycin underexposure in a young intravenous drug user who was affected by life-threatening *Staphylococcus aureus*-complicated skin and soft tissue infection associated with bacteraemia. Infection 2014；42：207–10.

30）Richards GA, Brink AJ. Therapeutic drug monitoring：linezolid too? Crit Care 2014；18：525.

31) Wang G, Hindler JF, Ward KW, et al. Increased vancomycin MICs for *Staphylococcus aureus* clinical isolates from a university hospital during a 5-year period. J Clin Microbiol 2006 ; 44 : 3883-6.

32) Steinkraus G, White R, Fridrich L. Vancomycin MIC creep in non-vancomycin-intermediate *Stapylococcus aureus* (VISA), vancomycin-susceptible clinical methicillin resistant *S. aureus* (MRSA) blood isolates from 2001-05. J Antimicrob Chemother 2007 ; 60 : 788-94.

33) Kehrmann J, Kaase M, Szabados F, et al. Vancomycin MIC creep in MRSA blood culture isolates from Germany : a rigional probrem? Eur J Clin Microbiol Infect Dis 2011 ; 30 : 677-83.

34) Wayne PA. Performance Standards for Antimicrobial Susceptibility Testing. USA : Clinical and Laboratory Standards Institute (CLSI) ; 2017. M100-S26.

35) European Committee on Antimicrobial Susceptibility Testing. Break-point tables for interpretation of MICs and zone diameters Version 8.1. Munich, Basel : European Society of Clinical Microbiology and Infectious Diseases ; 2018. http://www.eucast.org/fileadmin/src/media/PDFs/EUCAST_files/Breakpoint_tables/v_8.1_Breakpoint_Tables.pdf (accessed Aug, 2018)

36) Moise-Broder PA, Forrest A, Birmingham MC, et al. Pharmacody-namics of vancomycin and other antimicrobials in patients with *Staphylococcus aureus* lower respiratory tract infections. Clin Phar-macokinet 2004 ; 43 : 925-42.

37) Takesue Y, Nakajima K, Takahashi Y, et al. Clinical characteristics of vancomycin minimum inhibitory concentration of 2 μg/ml methi-cillin-resistant *Staphylococcus aureus* strains isolated from patients with bacteremia. J infect Chemother 2011 ; 17 : 52-7.

38) Soriano A, Marco F, Matinez JA, et al. Influence of vancomycin minimum inhibitory concentration on the treatment of methicillin resistant *Stapylococcus aureus* bacteremia. Clin Infect Dis 2008 ; 46 : 193-200.

39) Kalil AC, Van Schooneveld TC, Fey PD, et al. Association between vancomycin minimum inhibitory concentration and mortality among patients with *Staphylococcus aureus* bloodstream infections : a sys-tematic review and meta-analysis. JAMA 2014 ; 312 : 1552-64.

40) Diaz R, Afreixo V, Ramalheira E, et al. Evaluation of vancomycin MIC creep in methicillin-resistant *Staphylococcus aureus* infections-a systematic review and meta-analysis. Clin Microbiol Infect 2018 ;

24 : 97-104.

41) Edwards B, Milne K, Lawes T, et al. Is vancomycin MIC "creep" method dependent? Analysis of methicillin-resistant *Stapylococcus aureus* susceptibility trends in blood isolates from North East Scotland from 2006 to 2010. J Clin Microbiol 2012 ; 50 : 318-25.

（朝田　瑞穂）

II. 各　論：B 耐性菌別抗菌薬治療

2 CRE

KEY WORDS	POINTS
⦿カルバペネム耐性腸内細菌科細菌（CRE） ⦿カルバペネマーゼ産生腸内細菌科細菌（CPE） ⦿IMP-6 ⦿カルバペネム	●CRE はカルバペネム系薬に耐性を示す腸内細菌科の総称である。 ●CRE は必ずしもカルバペネマーゼ産生菌ではない。 ●日本で検出されるカルバペネマーゼは IMP 型が優位である。 ●特に IMP-6 産生菌の分離率が高くなっている。 ●これらはカルバペネムに感性の株もみられ、カルバペネマーゼ産生腸内細菌科細菌（CPE）と認識しにくいという問題点がある。 ●日本で優位な IMP 型 CPE の中にもイミペネム（IPM）感性のものが存在し、臨床現場で見逃されている可能性がある。

― はじめに ―

　これまで多くの国々において、次々と臨床応用された抗菌薬による感染症治療が行われ効果を発揮してきた。一方で、これら抗菌薬の使用とともに、質的に変異した種々の耐性菌が出現したことも事実である。使用される抗菌薬の種類や量、医療レベルの違いから、国、地域により検出される耐性菌の種類や分離率に差はあるものの、交通機関の発達などに伴い、各種耐性菌も世界規模で急速に拡大するようになり、社会的に重大な問題となってきている。このような経緯から、日本では 2016 年に"薬剤耐性アクションプラン"が採択され、耐性菌問題は医療現場のみならず、国を挙げて取り組むべき重要課題として取り上げられた。

　救急・集中治療領域においても耐性菌対策は重要な課題となっている。本領域は、医療機関における耐性菌侵入の最前線であり、アウトブレイクも発生し

2　CRE | 159

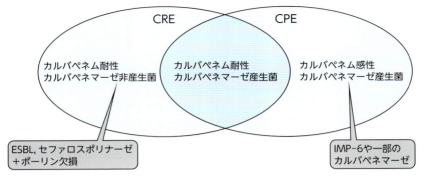

図1　CREとCPEの関係

やすい医療環境といえる。本稿では、カルバペネム耐性腸内細菌科細菌（carbapenem-resistant *Enterobacteriaceae*：CRE）を中心にその概要、問題点を述べる。

1 カルバペネム耐性腸内細菌科細菌（CRE）とは？

　CREはカルバペネム系薬に耐性を示す腸内細菌科の総称である。2014年9月に感染症法施行規則が改正され、CREによる感染症は5類全数報告疾患として医師からの報告が義務づけられた。メロペネム（MEPM）に2 μg/mL以上、あるいはIPMに2 μg/mL以上かつセフメタゾール（CMZ）に64 μg/mL以上の腸内細菌科はCREと判定され、すなわち、感受性結果のみの判定であり、耐性メカニズムは問われていない。

　CREのカルバペネム耐性メカニズムは主に2つあり、①カルバペネマーゼの産生、②基質特異性拡張型 β-ラクタマーゼ（extended-spectrum β-lactamase：ESBL）あるいはAmpC過剰産生と外膜透過性低下との組み合わせ、である。カルバペネマーゼ産生腸内細菌科細菌はCPE（carbapenemase-producing *Enterobacteriaceae*）と呼ばれるが、必ずしもCRE＝CPEとはならない。すなわち、CREの中に感受性試験ではカルバペネム耐性だがカルバペネマーゼを産生していない菌が存在し、逆にCPEの中にカルバペネム感性であるがカルバペネマーゼを産生している菌が存在する。CREとCPEの関係を図1に示した。

2　カルバペネマーゼとは？

　β-ラクタム系薬は、その安全性、殺菌性から、臨床の現場で最も頻繁に使用され、臨床医が最も使い慣れている有用な抗菌薬である。β-ラクタム系薬への主要な耐性機序はβ-ラクタマーゼ産生による。β-ラクタマーゼは、β-ラクタム系薬共通の母核であるβ-ラクタム環を開環させる加水分解酵素の総称で、1980年にAmblerはβ-ラクタマーゼのアミノ酸一次配列を基に、クラスA〜D型の4クラスに分類した[1]。このクラス分類では、セリンを活性部位とするクラスA型、C型、D型酵素をセリンβ-ラクタマーゼ、活性保持に亜鉛などの金属イオンを必要とするクラスB型酵素をメタロ-β-ラクタマーゼと称している。

　IPM、MEPM、ドリペネム（DRPM）などのカルバペネム系薬は外膜透過性が良好で、グラム陰性菌の産生するクラスA型β-ラクタマーゼ（ペニシリナーゼ）やクラスC型β-ラクタマーゼ（セファロスポリナーゼ）に安定であることから、強力な殺菌力を主体とした抗菌作用を示し感染症治療において重用されてきた。β-ラクタマーゼの1種であるカルバペネマーゼは、このカルバペネム系薬を良好な基質として加水分解することから、カルバペネマーゼを産生するCPEは感染症治療において脅威となる。さらに、CPEは多剤耐性化傾向にあり、β-ラクタム系薬以外の抗菌薬、すなわちアミノ配糖体やフルオロキノロンなどにも耐性を示す株も多く、抗菌薬療法において選択できる薬物が全くないというケースもみられる。

　クラスA型、D型の一部とクラスB型に属するβ-ラクタマーゼがカルバペネマーゼとなる。代表的なカルバペネマーゼとして、クラスA型ではKPC型、クラスB型ではIMP型、NDM型、VIM型、クラスD型ではOXA-48型などの酵素が挙げられる。これらは、国や地域により優位な型が異なっており、KPC型は米国で、NDM型はインド、パキスタンを中心に世界各国で、OXA-48型は地中海周辺を中心にヨーロッパで優位に分離される。一方、日本ではこれらの検出はまだ少なく、IMP型が優位となっている。

3 カルバペネマーゼ検出法

　薬剤感受性試験の結果、カルバペネム系薬に耐性を示す腸内細菌科はCREと認識し、カルバペネマーゼ産生の有無を各種確認試験で検索する。病院検査室で可能な確認試験として、CIM、mCIM、SMA、mHodge、CarbaNP、クイックチェイサーなどがある。SMA法はクラスB型の検出に優れており、IMP型が多い日本で数多く実施されている。mHodge法はクラスA型の検出に優れており、KPC型の優位な米国で多用されている。近年、mCIMが開発され、本法はカルバペネマーゼのクラスによらず、CPEの検出に優れている。しかし、後で詳しく述べるが、日本に優位なIMP型CPEにはカルバペネム系薬のMICが低いものがあり、確認試験に進むことなく見逃されているケースがある。

　ヨーロッパEUCAST（European Committee on Antimicrobial Susceptibility Testing）では大腸菌（*Escherichia coli*）および肺炎桿菌（*Klebsiella pneumoniae*）において、MEPMのMIC（minimum inhibitory concentration；最小発育阻止濃度）が$0.25\,\mu g/mL$以上の菌はカルバペネマーゼを含むなんらかの耐性因子を保有する可能性が高いと述べられている[2]。この基準においては、ほぼすべてのCPEが検出できると考えられるが、自動機器ではブレイクポイント付近しか測定していないこともあり、本条件を満たす株を選択することは困難である。現時点では、他のβ-ラクタム系薬の感受性成績から総合的にカルバペネマーゼ産生菌を疑い、それらにカルバペネマーゼ確認試験を実施していく必要がある。

4 日本で優位なカルバペネマーゼ

　日本で検出されるカルバペネマーゼは、先述したようにIMP型が優位に検出される。IMP型が属するクラスB型β-ラクタマーゼは、活性保持に2価の金属イオンを必要とすることからメタロ-β-ラクタマーゼと称されている。したがって、EDTA（ethylenediaminetetraacetic acid；エチレンジアミン四酢酸）などのキレート剤によって失活し、亜鉛などの2価の金属イオンを添加するとある程度の活性が回復する。メタロ-β-ラクタマーゼは、カルバペネム系薬を加

水分解することができることに加え、ペニシリン系薬、セファロスポリン系薬やセファマイシン系薬をも分解することができる。また、クラス A 型 β-ラクタマーゼと異なり、クラブラン（CVA）、スルバクタム（SBT）、タゾバクタム（TAZ）などの β-ラクタマーゼ阻害薬によって阻害されない。一方でメタロ-β-ラクタマーゼは、モノバクタム系薬の分解は苦手としている。

現在 IMP 型 β-ラクタマーゼはその亜型として 80 型あり(2019 年 4 月 19 日現在)、日本からも数多く発見されている。IMP 型酵素の多くは緑膿菌（*Pseudomonas aeruginosa*）やアシネトバクターなど病原性の低いといわれているブドウ糖非発酵グラム陰性桿菌が保有することが知られていた。しかし近年、大腸菌や肺炎桿菌など健常人にも病原性を発揮する腸内細菌科においても IMP 型酵素産生菌の増加が報告されている[3]。

IMP 型 β-ラクタマーゼ遺伝子の多くは伝達性プラスミド上に存在する[4]。これら耐性遺伝子を有するプラスミドは菌種を越えて伝達していくことから、一度検出されると早急に伝播拡散する危険性が指摘され、院内感染対策上も重要な酵素である。近年、IMP 型の中でも IMP-6 というカルバペネマーゼの検出が西日本を中心に多くを占めることが報告されている[5,6]。

5 IMP-6 の特徴

IMP-6 は 2001 年に我々のグループが霊菌（*Serratia marcescens*）から検出し報告したものである[7]。IMP-6 は、IMP-1 の構造遺伝子で 640 番目のアデニンがグアニンに変異し、196 番目のアミノ酸がセリンからグリシンに置換したものである。このアミノ酸置換により、カルバペネム系薬に対する基質特異性が変化しており、IMP-1 は MEPM より IPM をより効率よく分解する酵素であるが、IMP-6 は IPM より MEPM をより分解することのできる酵素である（表1）。

2001 年以降、本酵素の流行、拡散はみられなかったが、2012 年、肺炎桿菌から IMP-6 産生菌が 5 株分離されたことを Shigemoto らが報告している[5]。我々も 2012 年に日本全域から収集した大腸菌の中で SMA 法陽性 54 株について解析したところ、IMP-6 が 49 株、IMP-1 が 5 株であり、IMP-6 分離率は非常に高値であった[6]。IMP-6 産生菌は、ほとんどが CTX-M 型 ESBL を同時に産

表 1　IMP-1 と IMP-6 の酵素学的差異

Substrate	IMP-1			IMP-6		
	$k$cat (s^{-1})	Km (μM)	$k$cat/Km $(\mu M^{-1}s^{-1})$	$k$cat (s^{-1})	Km (μM)	$k$cat/Km $(\mu M^{-1}s^{-1})$
ペニシリン G （PCG）	320	520	0.62	51	220	0.23
ピペラシリン （PIPC）	ND	ND	0.72	22	230	0.09
セファロチン （CET）	48	21	2.4	374	4.7	79.6
セフォタキシム （CTX）	1.3	4	0.35	55	3.8	14.5
アズトレオナム （AZT）	>0.01	>1000	<0.0001	NH	ND	ND
イミペネム （IPM）	46	39	1.2	68	110	0.61
メロペネム （MEPM）	44	30	1.5	32	7.6	4.2

ND : not determined
NH : no hydrolysis detected
(Yano H, Kuga A, Okamoto R, et al. Plasmide-encoded metallo-β-lactamase （IMP-6） conferring resistance to carbapenems, especially meropenem. Antimicrob Agents Chemother 2001 : 45 : 1343–8 より改変引用)

生しており、すなわち、染色体性 AmpC 産生量の非常に少ない大腸菌であっても、メタロ-β-ラクタマーゼが分解を苦手とするモノバクタム系薬は CTX-M 型 ESBL により分解されてしまうため、治療に β-ラクタム系薬が使用できないという問題点が生じる。また、IMP-6 は IPM の分解効率が悪いため、IPM の MIC が 0.125～0.5 μg/mL と低く（寒天平板希釈法）（表 2）、米国 CLSI（Clinical and Laboratory Standard Institute）のスクリーニング基準で感性（S）と判定されることになる。病院検査室での薬剤感受性検査では、カルバペネム系薬の代表検査薬として IPM が使用されることが多い。そのため、IMP-6 を産生しているにもかかわらず、カルバペネマーゼ検出法の項で述べたように、確認試験に進むことなくカルバペネム感性（S）と臨床医に報告されていることが懸念される。今後、これら IMP-6 産生株が病院検査室レベルで正しく検出されるスクリーニング方法の確立が急務と考えられる[8]。

6　海外と日本における CRE の分離頻度

　CRE の分離頻度は国や地域により大きく異なっている。海外に比べ、日本における CRE 分離頻度は低い状況にある。海外からの報告をみると、インド、パ

164　Ⅱ　各　論：B 耐性菌別抗菌薬治療

表 2　IMP-6 産生大腸菌 49 株の薬剤感受性

Drug	MIC（μg/mL）			% susceptible
	Range	50%	90%	
メロペネム（MEPM）	0.125〜8	1	2	71.4
イミペネム（IPM）	0.125〜0.5	0.25	0.5	100
ピペラシリン（PIPC）	32〜≧256	≧256	≧256	0
ピペラシリン/タゾバクタム（PIPC/TAZ）	1〜≧256	4	8	98.0
セファゾリン（CEZ）	≧256	≧256	≧256	0
セフタジジム（CAZ）	4〜≧256	16	64	1.9
セフォタキシム（CTX）	8〜≧256	128	≧256	0
セフェピム（CFPM）	4〜≧256	16	128	18.4
レボフロキサシン（LVFX）	≦0.06〜64	16	32	10.2

(Yano H, Ogawa M, Endo S, et al. High frequency of IMP-6 among clinical isolates of metallo-β-lactamase-producing *Escherichia coli* in Japan. Antimicrob Agents Chemother 2012 ; 56 : 4554-5 より改変引用)

キスタンの ICU 患者の中で NDM 産生菌の保菌者は 2〜13.5% であったことが示されている[9]。また、ギリシャでは 1,088 株の肺炎桿菌のうち 678 株（62.3%）がカルバペネムに耐性を示し[9]、米国においても 26 の医療施設でのサーベイランスで、195 株の腸内細菌科のうち 28 株（14.4%）が KPC 産生株であったことが報告されている。

　一方、日本では、Ohno らが一次医療機関で実施された CPE の分離頻度が報告されている[10]。この報告によると、2010〜2013 年にかけて分離された腸内細菌科 4,875 株のうち、17 株（0.34%）が CPE であった。年次推移は 2010 年から 0.09%、0.17%、0.16%、0.82% と若干の上昇傾向があるようにもみえ、今後の推移が気になるところではあるが、海外と比べると分離頻度は極めて低値といえる。また、厚生労働省院内感染対策サーベイランス事業では[11]、2015 年における集計対象医療機関 1,435 のうち、1,011（70.5%）施設で CRE が検出されているものの、分離患者数の割合は 0.36% と先ほどの報告同様、かなり低い分離状況といえる。しかし、IMP-6 を産生する腸内細菌科は、前述したようにカルバペネムの感受性が良好なことがあり、CRE としてカウントされていない株が多数存在している可能性は否定できない。

7 CPE の治療

　CPE が尿路や糞便から分離されても、感染症を発症していない定着菌として分離されることが多く、抗菌薬投与の必要性を慎重に判断することが重要である。

　CPE 感染症患者に対する抗菌薬療法は、基礎疾患、感染部位、薬剤感受性結果などを参考に判断する必要がある。薬剤感受性試験の結果、カルバペネム耐性でない CPE でも、カルバペネム系薬を単剤で使用すると治療失敗のリスクが高くなると考えられている。Weisenberg らは、KPC 型酵素産生肺炎桿菌による感染症において、薬剤感受性試験でカルバペネム感性（S）と判定された患者にカルバペネム系薬を使用した場合に予後不良となることを報告している（inoculum size effect）[12]。日本で優位な IMP-6 も KPC と同様にカルバペネム系薬を加水分解する酵素であることから、IMP-6 産生菌にカルバペネム系薬を単剤使用すると KPC 産生菌の場合と同様の事象が発生することが予想される。

　重篤な感染症ではカルバペネムとアミノ配糖体との併用療法が死亡率を低下させる可能性が示唆されている。しかしながら、適切な組み合わせについて共通の見解は定まっていないのが現状で、今後の解析が待たれる。

　2012 年承認されたチゲサイクリン（TGC）や、2015 年に承認されたコリスチン（CL）の使用も考慮される。これらの薬物を使用する場合も併用が原則であり、副作用に対する十分な注意が必要である。なお、TGC、CL については、日本化学療法学会より適正使用に関する指針[13,14]が公開されているのでご参照いただきたい。

8 ICU での感染対策

　易感染性患者の多い ICU で CPE が分離された場合、他の多剤耐性菌対策と同様、標準予防策に接触感染予防策の徹底的な遵守が必要である。喀痰や創部に感染または保菌している場合、喀痰吸引時や創部洗浄時などでは飛沫感染対策も必要になってくる。CPE が分離された患者は原則、個室管理とする。個室確保が困難な場合、同一耐性菌保有患者や保菌者をコホートする。

CPE 保菌または感染症患者がみられた場合、周囲の患者に対する監視培養を実施することが望ましい。また、ICU 内での拡がりを確認するため、積極的に環境調査も行う必要がある。

―― おわりに ――

日本では KPC 型や NDM 型、OXA 型カルバペネマーゼ産生菌の分離頻度は低いものの、海外ではこれらが蔓延しており、いつ国内へ持ち込まれ拡散してもおかしくない状況にある。また、新規 β-ラクタマーゼが発見されたり、あるいは IMP-6 のようにこれまでと異なる基質特異性を有するメタロ-β-ラクタマーゼが優位となってきたり、その分布状況が今後も変化していくことが示唆され、これらのモニタリングが重要と思われる。

【 文　献 】

1） Ambler RP. The structure of β-lactamases. Philos Trans R Soc Lond Ser B Biol Sci 1980；289：321-31.

2） EUCAST. http://www.eucast.org/（accessed Sep, 2018）

3） Kurokawa H, Yagi T, Shibata N, et al. Worldwide proliferation of carbapenem-resistant gram-negative bacteria. Lancet 1999；354：955.

4） Arakawa Y, Murakami M, Suzuki K, et al. A novel integron-like element carrying the metallo-β-lactamase gene bla_{IMP}. Antimicrob Agents Chemother 1996；39：1612-15.

5） Shigemoto N, Kuwahara R, Kayama S, et al. Emergence in Japan of an imipenem-susceptible, meropenem-resistant *Klebsiella pneumoniae* carrying bla_{IMP-6}. Diagn Microbiol Infect Dis 2012；72：109-12.

6） Yano H, Ogawa M, Endo S, et al. High frequency of IMP-6 among clinical isolates of metallo-β-lactamase-producing *Escherichia coli* in Japan. Antimicrob Agents Chemother 2012；56：4554-5.

7） Yano H, Kuga A, Okamoto R, et al. Plasmide-encoded metallo-β-lactamase（IMP-6）conferring resistance to carbapenems, especially meropenem. Antimicrob Agents Chemother 2001；45：1343-8.

8） Nakano A, Nakano R, Suzuki Y, et al. Rapid identification of bla_{IMP-1} and bla_{IMP-6} by multiplex amplification refractory mutation system polymerase chain reaction. Ann Lab Med 2018；38：378-80.

9) Logan LK, Weinstein RA. The epidemiology of carbapenem-resistant *Enterobacteriaceae*：the impact and evolution of a global menace. J Infect Dis 2017；215（suppl 1）：S28-36.

10) Ohno Y, Nakamura A, Hashimoto E, et al. Molecular epidemiology of carbapenemase-producing *Enterobacteriaceae* in a primary care hospital in Japan, 2010-2013. J Infect Chemother 2017；23：224-9.

11) 厚生労働省．院内感染対策サーベイランス事業（JANIS）．https://janismhlw.go.jp/report/index.html（2018年9月閲覧）

12) Weisenberg SA, Morgan DJ, Espinal-Witter R, et al. Clinical outcomes of patients with *Klebsiella pneumoniae* carbapenemase-producing *K. pneumoniae* after treatment with imipenem or meropenem. Diagn Microbiol Infect Dis 2009；64：233-5.

13) 日本化学療法学会．チゲサイクリン適正使用のための手引き 2014．http://www.chemotherapy.or.jp/guideline/chigesaikurin2014.html（2018年9月閲覧）

14) 日本化学療法学会．コリスチンの適正使用に関する指針—改訂版—．2015. http://www.chemotherapy.or.jp/guideline/colistin_guideline_update.html（2018年9月閲覧）

（矢野　寿一、中野　竜一）

II. 各　論：B 耐性菌別抗菌薬治療

3 ESBL

KEY WORDS

- 基質特異性拡張型 β-ラクタマーゼ (ESBL)
- カルバペネム系
- セフメタゾール (CMZ)
- 接触感染予防策
- プラスミド

POINTS

<基質特異性拡張型 β-ラクタマーゼ (ESBL) 産生菌の臨床的重要点>
- 最初に ESBL を疑えること。
- 耐性遺伝子を「伝播する」こと。
- 治療できる抗菌薬が限られること。

—— はじめに ——

　基質特異性拡張型 β-ラクタマーゼ (extended-spectrum β-lactamase：ESBL) 産生菌を含む抗菌薬耐性菌は世界的に喫緊の問題である。大腸菌 (Escherichia coli)、クレブシエラ属〔肺炎桿菌 (Klebsiella pneumoniae、クラブシエラ・オキシトカ (Klebsiella oxytoca)〕、プロテウス・ミラビリス (Proteus mirabilis) などの腸内細菌群では、ESBL 産生菌やカルバペネム耐性腸内細菌科細菌 (carbapenem-resistant Enterobacteriaceae：CRE) が問題である。CRE は WHO が抗菌薬開発ターゲットとすべき薬剤耐性菌の中で優先度が最優先 (critical) とされており、注意を要する耐性菌である[1] (CRE は「第II章 B-2. CRE」を参照)。最優先は他にカルバペネム耐性緑膿菌 (Pseudomonas aeruginosa) とカルバペネム耐性アシネトバクター・バウマニ (Acinetobacter baumannii) であることからも、いかにカルバペネム耐性に注意すべきかが分かる。新規抗菌薬開発は少ないという現状[2]の中で ESBL 産生菌にはカルバペネムが頻用されるものの、カルバペネム一辺倒の治療戦略でよいかどうかは疑問

3　ESBL　169

が残る。

厚生労働省院内感染対策サーベイランス（Japan Nosocomial Infections Surveillance：JANIS）の公開情報では、2016年に日本全国の入院患者から収集された大腸菌、クレブシエラ属の第三世代セファロスポリン耐性率はそれぞれ11.1％、30.3％であり、年々この割合が増加している[3]。これは主にESBL産生菌の増加によるものと推測される。

ESBLが増加している背景の中で、ESBL産生菌の社会的意義、治療戦略を述べる。

1 ESBLとは？

ESBLとは、基質特異性拡張型β-ラクタマーゼと訳される。β-ラクタマーゼには、ペニシリン系薬を分解するペニシリナーゼ、セファロスポリン系薬を分解するセファロスポリナーゼ、カルバペネム系薬を分解するカルバペネマーゼがある。ESBLはこのうち、ペニシリナーゼとセファロスポリナーゼを併せもつ。つまり、ESBL産生菌はペニシリン系薬とセファロスポリン系薬が効かない（図1）。β-ラクタマーゼ阻害薬との合剤であれば効果がある可能性がある。

ESBL産生の判定のgold standardは遺伝子型検査であるが、日本ではダブルディスク法などが頻用されている。ESBL産生を薬剤感受性から疑うのは、大腸菌、クレブシエラ属、*P. mirabilis*が、第三世代セファロスポリン系薬〔セフォタキシム（CTX）、セフタジジム（CAZ）〕やアズトレオナム（AZT）に耐性もしくは低感受性を示すときである。現在日本では多くの施設でESBL産生をダブルディスク法などで判定しているが、もしESBL産生を判定していない施設の場合は薬剤感受性からESBL産生を疑う必要がある。

2 ESBL産生菌の臨床的重要点

ESBL産生菌の臨床的重要点は、
　①最初にESBLを疑えること。
　②耐性遺伝子を「伝播する」こと。

170 　Ⅱ　各　論：B 耐性菌別抗菌薬治療

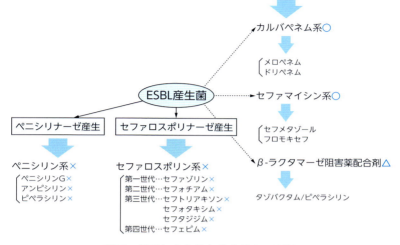

図 1　ESBL 産生菌と抗菌薬との関係
アンピシリン（ABPC），ピペラシリン（PIPC），セファゾリン（CEZ），セフォチアム（CTM），セフトリアキソン（CTRX），セフォタキシム（CTX），セフェピム（CFPM），メロペネム（MEPM），ドリペネム（DRPM），セフメタゾール（CMZ），フロモキセフ（FMOX），タゾバクタム/ピペラシリン（TAZ/PIPC）

③治療できる抗菌薬が限られること．

の 3 点である．

症例 1

　80 歳代、男性。パーキンソン病による廃用症候群（要介護5）のため施設入所中、前立腺肥大の既往がある。
　○年△月×日 10 時から悪寒、12 時 30 分から発熱、意識障害となり、13 時 30 分の往診時に収縮期血圧 70 mmHg、Japan Coma Scale（JCS）Ⅲ-100 であり、救命救急センター搬送となった。
　気道は開通、呼吸数 25 breaths/min、血圧 77/47 mmHg、脈拍数 130 beats/min と頻呼吸、頻脈を認めた。初回乳酸値 4.0 mmol/L であり、血液分布異常性ショックおよび循環血液量減少性ショックと判断した。急速輸液を 30 mL/kg 投与したが血圧低値が続き、ノルアドレナリン持続投与を開始し血圧 108/52 mmHg、脈拍数 115 beats/

min となった。尿道カテーテルを挿入すると膿尿が認められ尿路感染症が最も考えられ、敗血症性ショックと診断した。血液培養 2 セット、尿培養提出後、施設入所歴から緑膿菌や ESBL 産生菌も含めたグラム陰性桿菌を想定し、来院から 30 分でタゾバクタム/ピペラシリン（TAZ/PIPC）の投与を開始した。腹部単純 CT 検査で左腎周囲の炎症、左腎盂尿管の拡張を認め、尿路感染症の暫定診断とした。尿管ドレナージ適応について泌尿器科と相談し、前立腺肥大からの尿うっ滞による尿管拡張が考えられるためまず尿道カテーテル管理のみ継続した。

　ICU 3 日目にノルアドレナリン投与終了した。血液培養、尿培養から ESBL 産生大腸菌が検出され、尿路感染症による敗血症性ショックと確定した。ICU 4 日目に TAZ/PIPC からセフメタゾール（CMZ）1 g 6 時間ごとにデ・エスカレーション（de-escalation）を行った。尿管ステント留置などの泌尿器科処置は不要であった。状態安定し、ICU 8 日目に一般病院転院となった。

1 最初に ESBL を疑えること

　臨床医にとっては、救急搬送された敗血症などの感染症患者が「ESBL 産生菌による感染症か否か」を患者背景から推定できることが重要である。そこで、ESBL 産生菌の危険因子について考える。

　スペインの 3 次病院で行われた、ESBL 産生大腸菌血症のリスクファクターを検討した研究がある[4]。市中発症の敗血症全体と ESBL 産生大腸菌血症とを比較した多変量解析においてオッズ比の高い順に、長期介護施設の居住(8.6)、肝硬変（4.7）、閉塞性尿路疾患の既往（3.5）、フルオロキノロン系薬の使用（2.8）、65 歳以上（2.3）、尿道カテーテル使用（2.3）などが ESBL 産生大腸菌血症の独立した危険因子であった。改めて症例 1 をみると、①長期介護施設の居住、②65 歳以上、③閉塞性尿路疾患の既往、があてはまる。

　感染巣別では尿路感染症が最も多い。日本の多施設研究では、ESBL 産生菌菌血症に対する尿路感染症の割合は 48%、続いて腹腔内感染症 30% であった[5]。我々の施設では、ICU 入室した ESBL 産生菌菌血症かつ敗血症に対する尿路感染症の割合は 56%、続いて肺炎 22%、腹腔内感染症 10%、軟部組織感

コラム

ESBL 産生菌の危険因子は多少の差異はあるものの、緑膿菌やメチシリン耐性黄色ブドウ球菌（methicillin-resistant *Staphylococcus aureus*：MRSA）など耐性菌全体もいえる。「ESBL だけ」考えるのではなく、全体として耐性菌がありうるか否か、を考える。例えば市中尿路感染症で耐性菌の可能性が低ければ、抗緑膿菌作用のある抗菌薬や抗MRSA薬は投与せず経過を観察することも重要である。耐性菌の可能性が高ければ、どの耐性菌がありうるか、ということを考える。また、特に重症例では耐性菌に対する抗菌薬カバーが遅れるほど転帰不良となるため、耐性菌の有無の割合を考えるだけでなく、感染症の重症度もどの程度か考える。

症例1のように敗血症性ショックでは感受性のある初回抗菌薬投与が1時間遅れるごとに28日死亡率があがる[8]。世界的な敗血症ガイドライン[9]や "日本版敗血症診療ガイドライン 2016"[10]でも敗血症の場合1時間以内に初回抗菌薬投与を推奨している。つまり、重症度が高いと診断にも抗菌薬をどれにするか考えるにも「時間がない」のである。経験的に時間がない中では、①耐性菌多い、重症度高い、②耐性菌少ない、重症度高い、③耐性菌多い、重症度低い、④耐性菌少ない、重症度低い、の4分割で考えるとよい。

①の場合は耐性菌カバー、④の場合は耐性菌カバーしないで経過をみるが、②の場合、「時間がない」環境であるため、耐性菌の可能性が低くてもカバーすることが多い。③の場合、耐性菌を外しても多少は許容される時間があると判断し耐性菌カバーをせずに経過を注意深くみる、ということもある。こういったスタンスが、カルバペネム系薬のような広域抗菌薬を過剰に使用しないためにも重要である。

染症5%であった。

これら危険因子や感染巣から、腸内細菌群の中でも ESBL 産生菌を来院時に想定することが重要である。また、ESBL 産生菌保菌歴を過去の培養結果から確認するのも重要で、自院の培養結果の確認、他院情報の問い合わせ時に培養結果を聞く。また、尿路感染症を疑う場合、尿のグラム染色を行えばグラム陰性桿菌であれば腸内細菌群か緑膿菌かは5分程度で見分けられる。救急外来、救命センター内にグラム染色実施場があるのが望ましい。

日本では市中 ESBL 産生菌増加も問題である。福岡の単施設の報告では外来検体から検出された大腸菌における ESBL 産生菌の割合は、2003 年の 1.2％から 2011 年には 14.3％まで経年的に増加している[6]。日本 11 施設の市中（外来または入院 48 時間以内に培養検査提出と定義）由来の大腸菌、クレブシエラ属、*P. mirabilis* の中で 10.6％が ESBL 産生菌という報告もある[7]。市中 ESBL 産生菌増加は、市中発症の尿路感染症、腹腔内感染症に対する初回抗菌薬選択にかかわる大きな問題である。疫学情報の動向確認と同時に、外来でも不必要な抗菌薬処方の削減、狭域の抗菌薬使用を心掛ける。

2 耐性遺伝子を「伝播する」こと

とにかく「伝播させない」、接触感染予防策の徹底が重要である。

ESBL 産生菌は他の菌と違う点が一つある。「プラスミド」を介して ESBL 産生遺伝子自体が別の菌の遺伝子に組み込まれる、という点である。ESBL 産生菌と他の腸内細菌群が接触すると、プラスミドを介して ESBL 産生遺伝子を渡し、渡された腸内細菌群も ESBL 産生菌となる。つまり、菌自体の接触を避けないと菌同士で、ひいては患者同士で、ESBL 産生菌を増やし拡散することになる。細菌の耐性化の仕組み（生き残りの仕組み、ともいえる）は恐ろしい。

通常は「その菌自体を他の患者に接触させない」ことを目的に行われる接触感染予防策であるが、「菌同士を接触させない」ことも、ESBL 産生菌やメタロ-β-ラクタマーゼ（「第Ⅱ章 B-2. CRE」参照）産生菌、AmpC 産生菌では接触感染予防策の目的なのである。

ESBL など耐性菌を伝播させた感染症発症患者が 2 人、3 人となれば、必要な抗菌薬も 2 倍、3 倍となってしまう。これを防ぐことで、抗菌薬投与量を減らすことができる。

> **症例 2**　70歳代、男性。2ヶ月前に左大腿骨頸部骨折の手術を行い回復期リハビリテーション病院に入院中であった。
>
> ○年△月×日に腹部膨満と嘔吐があり、×（日）＋1日に血圧測定不能、心拍数 135 beats/min、酸素化不良となり救命救急センター転院となった。
>
> 気道は開通、頻呼吸、呼吸数 20 breaths/min、血圧 45/30 mmHg、心拍数 135 beats/min、体温 37.8℃であった。ショックと判断し急速輸液を 30 mL/kg 投与したが血圧低値が続きノルアドレナリン持続投与を開始した。初回乳酸値 5.0 mmol/L であった。胸部単純X線上、右全肺野に肺炎像を認め院内肺炎による敗血症性ショックと判断した。ショック、酸素化不良のため、気管挿管、人工呼吸管理を行った。血液培養2セット、喀痰培養提出後、入院中の重篤な肺炎、敗血症性ショックであり、緑膿菌や ESBL 産生菌を起因菌として考慮し、来院から 50 分でドリペネム（DRPM）の投与を開始した。
>
> ICU 3日目にノルアドレナリン持続投与終了、ICU 5日目に人工呼吸器離脱した。血液培養、喀痰培養から ESBL 産生大腸菌が検出され、ICU 5日目に DRPM から CMZ 1 g 6 時間ごとにデ・エスカレーションを行った。状態安定し ICU 12 日目に一般病棟移動、入院 19 日目にもとの病院へ転院となった。

3 治療できる抗菌薬が限られること

カルバペネム系薬以外に、CMZ などセファマイシン系薬は治療選択肢となる。β-ラクタマーゼ阻害薬配合剤も可能性がある。選択肢が限られる中でもカルバペネム系薬一辺倒にならないように、なるべく選択肢をもつことが重要である。

概念としては図1のように考える。ESBL 産生菌にはペニシリン系薬、セファロスポリン系薬が効かない、カルバペネム系薬、セファマイシン系薬は効く。抗菌薬のスペクトラムとして「●菌には効く」だけでなく「▲菌には効かない」ことが重要である。

経験的治療（empiric therapy）と、数日後に ESBL 産生菌が確定した後の標

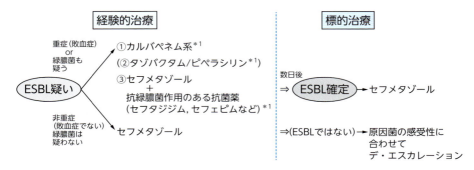

図2 ESBL産生菌に対する経験的治療と標的治療
*1：緑膿菌の施設感受性に注意（local factor）

的治療（definitive therapy）とに分けて考える。考え方を図2にまとめた。

a．経験的治療（empiric therapy）

①カルバペネム系薬、②β-ラクタマーゼ阻害薬配合剤、③CMZなどセファマイシン系薬、が選択肢としてあがる。

カルバペネマーゼをESBL産生菌は産生しないためカルバペネム系薬は第一選択薬である。重症でありESBL産生菌の関与が考えられれば、初回抗菌薬としてカルバペネム系薬は妥当である。ほかの選択肢としてはESBL産生菌に対してはCMZを使用し、同時に緑膿菌カバーとして抗緑膿菌作用のある薬物を施設のアンチバイオグラムを参考に併用する方法もある。

症例1、2のようにESBL産生菌が疑われる状況では緑膿菌も同時に疑われることが多い。「カルバペネム系薬が緑膿菌にどれだけ効くか？」というのは施設によって違うため、カルバペネム系薬の緑膿菌感受性は施設のアンチバイオグラムで確認する。JANISの公開情報によると、2016年に全国の医療機関の入院患者から収集された緑膿菌におけるイミペネム（IPM）、メロペネム（MEPM）耐性率はそれぞれ21.9％、18.1％であった[3]。つまり日本の施設では緑膿菌のカルバペネム感受性は平均80％程度である。ESBL産生菌や緑膿菌を考えてカルバペネムを投与した場合、結果が緑膿菌であると20％は効かない、という「落とし穴」となりうる。自施設のアンチバイオグラムは緑膿菌だけでも最低限確認すべきである。

β-ラクタマーゼ阻害薬配合剤はカルバペネム系薬よりはエビデンスとして

は多少下がるが、初回抗菌薬の第二の選択肢となりうる。TAZ/PIPC はカルバペネム系薬に比べ治療成績が劣るという報告[11]や、システマティックレビューでは劣らないという報告[12]がある。2018 年に第三世代セファロスポリン系薬に耐性の大腸菌と肺炎桿菌の菌血症に対して、TAZ/PIPC とメロペネム（MEPM）を比較する多国籍多施設 RCT である、MERINO trial の結果が公表された[13]。30 日死亡率が TAZ/PIPC 群 12.3%、MEPM 群 3.7%であり、TAZ/PIPC 群の非劣勢を示せなかった。ESBL 産生菌限定ではなく第 3 世代セファロスポリン系薬耐性（ESBL 産生は全体の 86%）であること、ICU 入室が 7%程度で重症者が少ないこと、経験的治療としてカルバペネム系薬を使用している例が TAZ/PIPC 群で 13.8%、TAZ/PIPC を使用している例が MEPM 群で 26.2%であること、標的治療として TAZ/PIPC 群と MEPM 群に振り分けているため経験的治療としての割付けではないこと、などがあるが、TAZ/PIPC よりも MEPM を選択する根拠の一つと考えてよいだろう。

このように現状ではカルバペネム系薬が第一選択と考えられるが、β-ラクタマーゼ阻害薬配合剤も第二選択肢となりうる。特に緑膿菌のカルバペネム耐性割合が高い施設では、緑膿菌も同時に考慮される場合の経験的治療の選択肢として重要である。今後は日本でも他の抗緑膿菌作用のある β-ラクタマーゼ阻害薬配合剤が新しく市販される可能性があり、TAZ/PIPC も含めた抗緑膿菌作用のある β-ラクタマーゼ阻害薬配合剤は今後のエビデンスにより治療選択肢として残る可能性がある。

また、緑膿菌のカルバペネム耐性割合が高い施設では、ESBL 産生菌に対しては CMZ、緑膿菌に対しては各施設で緑膿菌に対する感受性がよい抗緑膿菌薬〔例：CAZ やセフェピム（CFPM）など〕を使用する、という 2 剤併用も選択肢となる可能性がある。

重症でない場合は初回から CMZ を使用してもよい。重症でないとは、例えば、臨床症状が発熱のみで敗血症でない尿路感染症など、臓器障害がない場合である。以前の培養で ESBL 産生菌が検出されている患者で非重症という場合には経過に注意しながら著者は CMZ を使用する。セファマイシン系薬には CMZ 以外にフロモキセフや cefoxitin があるが、cefoxitin は現在市販されていない。

表 1　セフメタゾール（CMZ）の正常腎機能，腎機能障害時の投与量

	CrCl >50 mL/min	CrCl 10〜50 mL/min	CrCl <10 mL/min	持続腎代替療法 (CRRT)	間欠血液透析
投与量 投与間隔	1 g 6〜8 時間ごと	1 g 12 時間ごと	1 g 24 時間ごと	1 g 12 時間ごと	1 g 24 時間ごと＋ 透析後 0.5 g

CrCl：クレアチニンクリアランス
持続腎代替療法：continuous renal replacement therapy（CRRT）

b．ESBL 産生菌が確定した後の抗菌薬（definitive therapy）

　CMZ を使用する。日本や中国などの報告で、ESBL 産生菌菌血症に対しての標的治療として、カルバペネム系薬と、CMZ[14]、フロモキセフ（FMOX）[15]、セフォキシチン（CFX）[16]を比較し転帰は同等であった。ESBL 産生菌はセファマイシン系薬を分解しないため、ESBL 産生菌確定後のセファマイシン系薬は第一選択薬である。

　ESBL 産生菌と確定するまでに、現在では院内に細菌検査室をもつ病院では 3 日程度かかる。確定する 3 日までの状態が臨床的に改善していれば、ESBL 産生菌確定後の標的治療として CMZ に変更する。菌血症の 7〜14 日の治療期間のうち 3 日はカルバペネムを使用しても 4〜11 日はカルバペネム系薬を使用せずにすむ。

　CMZ は日本、中国など数か国のみ使用可能であり欧米では使用できない。日本の文献[5]や "感染症診療の手引き（新訂第 3 版）"[17]などを参考に、CMZ の投与量は正常腎機能であれば 1 g を 6〜8 時間おきに使用する。CMZ の腎機能障害時を含めた投与量を表 1 に示す。

── おわりに ──

　「抗菌薬を使えば使うほど、その抗菌薬に対する耐性菌は増える」。広域スペクトラムの抗菌薬ほど、使いどころを限定する必要がある。ESBL 産生菌にカルバペネム系薬、と一択ではなく、選択肢の幅をもつことが重要である。感染症診療にあたる医師は目の前の患者だけでなく未来の患者をも救うことを考え、抗菌薬を決める必要がある。

【 文　献 】

1) Word Health Organization(WHO). Global priority list of antibiotic-resistant bacteria to guide research, discovery, and development of new antibiotics. http://www.who.int/medicines/publications/global-priority-list-antibiotic-resistant-bacteria/en/(accessed Aug, 2018)

2) Ventola CL. The antibiotic resistance crisis : part 1 : causes and threats. Pharm Ther 2015 ; 40 : 277–83.

3) 厚生労働省院内感染対策サーベイランス事業．検査部門．JANIS（一般向け）期報・年報．https://janis.mhlw.go.jp/report/kensa.html(2018年8月閲覧)

4) Rodríguez-Baño J, Picón E, Gijón P, et al. Community-onset bacteremia due to extended-spectrum β-lactamase-producing *Escherichia coli* : risk factors and prognosis. Clin Infect Dis 2010 ; 50 : 40–8.

5) Matsumura Y, Yamamoto M, Nagao M, et al. Multicenter retrospective study of cefmetazole and flomoxef for treatment of extended-spectrum-β-lactamase-producing *Escherichia coli* bacteremia. Antimicrob Agents Chemother 2015 ; 59 : 5107–13.

6) Chong Y, Shimoda S, Yakushiji H, et al. Community spread of extended-spectrum β-lactamase-producing *Escherichia coli*, *Klebsiella pneumoniae* and *Proteus mirabilis* : a long-term study in Japan. J Med Microbiol 2013 ; 62 : 1038–43.

7) Shibasaki M, Komatsu M, Sueyoshi N, et al. Community spread of extended-spectrum β-lactamase-producing bacteria detected in social insurance hospitals throughout Japan. J Infect Chemother 2016 ; 22 : 395–9.

8) Kumar A, Roberts D, Wood KE, et al. Duration of hypotension before initiation of effective antimicrobial therapy is the critical determinant of survival in human septic shock. Crit Care Med 2006 ; 34 : 1589–96.

9) Rhodes A, Evans LE, Alhazzani W, et al. Surviving Sepsis Campaign : International Guidelines for Management of Sepsis and Septic Shock : 2016. Intensive Care Med 2017 ; 43 : 304–77.

10) 西田　修，小倉祐司，井上茂亮ほか．日本版敗血症診療ガイドライン2016．The Japanese Clinical Practice Guidelines for Management of Sepsis and Septic Shock 2016(J-SSCG2016)．日集中医誌 2016；24：1–232．

11) Tamma PD, Han JH, Rock C, et al. Carbapenem therapy is associated with improved survival compared with piperacillin-tazobactam

for patients with extended-spectrum β-lactamase bacteremia. Clin Infect Dis 2015 ; 60 : 1319-25.

12) Vardakas KZ, Tansarli GS, Rafailidis PI, et al. Carbapenems versus alternative antibiotics for the treatment of bacteraemia due to *Enterobacteriaceae* producing extended-spectrum β-lactamases : a systematic review and meta-analysis. J Antimicrob Chemother 2012 ; 67 : 2793-803.

13) Harris PNA, Tambyah PA, Lye DC, et al. Effect of piperacillin-tazobactam vs meropenem on 30-day mortality for patients with *E. coli* or *Klebsiella pneumoniae* bloodstream infection and ceftriaxone resistance : a randomized clinical trial. JAMA 2018 ; 320 : 984-94.

14) Fukuchi T, Iwata K, Kobayashi S, et al. Cefmetazole for bacteremia caused by ESBL-producing enterobacteriaceae comparing with carbapenems. BMC Infect Dis 2016 ; 16 : 427.

15) Yang CC, Li SH, Chuang FR, et al. Discrepancy between effects of carbapenems and flomoxef in treating nosocomial hemodialysis access-related bacteremia secondary to extended spectrum β-lactamase producing *Klebsiella pneumoniae* in patients on maintenance hemodialysis. BMC Infect Dis 2012 ; 12 : 206.

16) Pilmis B, Parize P, Zahar JR, et al. Alternatives to carbapenems for infections caused by ESBL-producing *Enterobacteriaceae*. Eur J Clin Microbiol Infect Dis 2014 ; 33 : 1263-5.

17) 望月敬浩. 腎機能障害時の静注抗菌薬投与方法. 河村一郎, 鈴木 純, 羽田野義郎編. 感染症診療の手引き (新訂第 3 版). 東京：シーニュ社；2017. p.86.

(桑名 司、木下 浩作)

II. 各　論：B 耐性菌別抗菌薬治療

4 MDRP

KEY WORDS

- 多剤耐性緑膿菌（MDRP）
- AmpC 型 β-ラクタマーゼ
- メタロ-β-ラクタマーゼ
- コリスチン
- 接触予防策

POINTS

- 緑膿菌（*Pseudomonas aeruginosa*）は偏性好気性のグラム陰性桿菌で、グラム染色上は腸内細菌科細菌と比べると細長く観察される。
- 通常の緑膿菌感染症に対しては抗緑膿菌活性を有する抗菌薬〔ピペラシリン（PIPC）、セフタジジム（CAZ）、セフェピム（CFPM）、メロペネム（MEPM）、ゲンタマイシン（GM）、シプロフロキサシン（CPFX）など〕を使用する。
- 緑膿菌感染症に対する β-ラクタム系薬とアミノグリコシド系薬の併用による相乗効果（シナジー）の有効性を明確に示すエビデンスはない。
- 多剤耐性緑膿菌（MDRP）とは感染症法上でイミペネム（IPM）、CPFX、アミカシン（AMK）の 3 剤に耐性のものと定義されている。
- MDRP の治療にはコリスチン（CL）が第一選択となる。そのほかにさまざまな抗菌薬の併用療法が試みられることもある。
- MDRP 感染症では厳重な接触予防策が必要である。

1 緑膿菌とは？

1 緑膿菌のグラム染色像

　緑膿菌はグラム染色ではピンク色で棒状、すなわちグラム陰性桿菌として観察される。よく大腸菌（*Escherichia coli*）や肺炎桿菌（*Klebsiella pneumoniae*）、

4　MDRP　181

表1 緑膿菌，大腸菌，肺炎桿菌の電子顕微鏡像における長さと太さの比較

	平均の長さ	平均の太さ	長さ-太さ比
緑膿菌	1.65±0.25	0.47±0.06	3.51
大腸菌	1.31±0.22	0.63±0.08	2.08
肺炎桿菌	1.27±0.22	0.59±0.0	2.15

(Bartlett RC, Mazens-Sullivan MF, Lerer TJ. Differentiation of *Enterobacteriaceae*, *Pseudomonas aeruginosa*, and *Bacteroides* and *Haemophilus* species in Gram-stained direct smears. Diagn Microbiol Infect Dis 1991；14：195-201 より引用)

エンテロバクター属などの腸内細菌科細菌との鑑別ができるかどうか議論になるが、教科書的には緑膿菌は腸内細菌科細菌よりも細長い形態を取ることが多い。Bartlett らは電子顕微鏡による観察で、緑膿菌は大腸菌や肺炎桿菌と比べて実際に長細いことを報告している（**表1**）[1]。

2 緑膿菌の性質

　緑膿菌は偏性好気性菌であり、そのため血液培養検査では好気ボトルのみが陽性になることが多い。これは大腸菌などの腸内細菌科細菌が好気ボトル、嫌気ボトル両方とも陽性になることが多いのと対照的であり、上記のグラム染色形態と陽性になった血液培養ボトルの種類から、腸内細菌科細菌か、緑膿菌などの偏性好気性菌かの鑑別の参考にすることがある。ただしグラム染色や陽性ボトルによる鑑別は確実なものではないので、あくまで参考にとどめる。

3 緑膿菌の毒性

　緑膿菌は一般的に毒性が弱く、健常人に重篤な感染症を起こすことは稀である。一方で好中球減少患者や細胞性免疫不全患者、液性免疫不全患者では肺炎や菌血症などさまざまな感染症を起こす。いわゆる日和見感染症の代表的な微生物である。緑膿菌がもつ毒性因子には、エンドトキシンショックの原因となる細胞外膜内のリポポリサッカライドや外毒素、ホスホリパーゼ C やエラスターゼなどがある[2]。

2 緑膿菌感染症の疫学

　緑膿菌は医療曝露歴や免疫不全を有する患者において、肺炎などの呼吸器感染症、菌血症、皮膚軟部組織感染症、尿路感染症などさまざまな感染症の原因となる。

1 呼吸器感染症

　日本の人工呼吸器関連肺炎（ventilator-associated pneumonia：VAP）に関する3つの研究を統合した解析では、緑膿菌はVAP患者から検出された菌の34.8％を占め、2位のメチシリン耐性黄色ブドウ球菌（methicillin-resistant *Staphylococcus aureus*：MRSA）（18.9％）を大きく引き離して最も分離頻度が高かった[3]。また院内肺炎、医療・介護関連肺炎（nursing and healthcare-associated pneumonia：NHCAP）においてもそれぞれ13.9％〔MRSAについで2位〕、8.0％〔肺炎球菌（*Streptococcus pneumoniae*）、MRSA、クレブシエラ属についで4位〕と分離頻度が高い[3]。

　気管支拡張症やびまん性汎細気管支炎、陳旧性肺結核などの気道病変を有する患者では、さまざまな細菌が気道に定着する。病初期は肺炎球菌やインフルエンザ菌（*Haemophilus influenzae*）などが定着するが、急性増悪を繰り返し抗菌薬が頻回に投与されると、緑膿菌が定着するようになる。定着した緑膿菌が急性増悪の原因になることは少ないが、緑膿菌が産生するエラスターゼなどのさまざまな毒性因子によって、気道病変が進行することが知られている[4]。

　緑膿菌の定着が長期にわたると緑膿菌はしばしばムコイド型と呼ばれる表現型をとる（図1）。これは緑膿菌が多糖類の一種であるアルギン酸を多量に産生するようになったものである。ムコイド型の緑膿菌はバイオフィルム産生能が高く、宿主のオプソニン化を回避し、難治化に寄与する。また組織傷害性も高い[5]。

2 発熱性好中球減少症

　緑膿菌といえば発熱性好中球減少症（febrile neutropenia：FN）の代表的な

4　MDRP　**183**

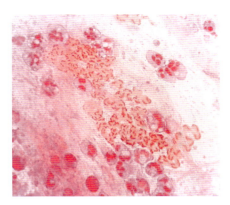

図1 ムコイド型の緑膿菌
（グラム染色×400）

原因菌として知られている。FN では真っ先に緑膿菌を意識して、必ず抗緑膿菌活性を有する抗菌薬を投与する。1980年代には FN の原因微生物で緑膿菌は最も頻度が高かった。しかし徐々に緑膿菌の占める割合が低下してきていることが報告されている。Funada らは1972〜1996年の25年間に発生した FN の原因微生物を経時的に評価しており、1972〜1986年では緑膿菌の分離頻度は18%であったが、1992〜1996年では14.9%に低下した[6]。Nakane らの2006〜2010年の23施設における多施設研究では158例の血液培養陽性の FN のうち、緑膿菌は7.6%であった[7]。FN における緑膿菌分離頻度低下の原因は明確ではないが、経口キノロン系薬などが予防的に投与されたりしていることが一因ではないかと考えられている。

3 その他の感染症

緑膿菌は熱傷後の皮膚軟部組織感染症の原因微生物としても重要である。熱傷患者では、熱傷直後はブドウ球菌属やレンサ球菌属などの皮膚の常在菌が検出され、受傷後2〜4日後にはグラム陰性桿菌の定着が始まり、受傷後5日目以降にはグラム陰性桿菌が主体となる。このとき緑膿菌やアシネトバクター属、大腸菌などの腸内細菌科細菌が検出される。さらに時間が経過し、抗菌薬などが投与されると、今度はカンジダ属などの真菌が定着するようになる[8]。

尿路感染症においては厚生労働省院内感染対策サーベイランス事業集中治療室部門公開情報（2016年1〜12月年報）のデータによると、大腸菌（35.7％）に次いで2位（14.1％）であった[9]。

3 緑膿菌感染症の治療薬

1 抗緑膿菌活性を有する抗菌薬

緑膿菌は AmpC と呼ばれるタイプの β-ラクタマーゼを産生する。このためアンピシリン（ABPC）やアンピシリン/スルバクタム（ABPC/SBT）などのペニシリン系薬や、セファゾリン（CEZ）、セフォチアム（CTM）、セフメタゾール（CMZ）、セフトリアキソン（CTRX）などの第1〜3世代セフェム系薬は臨床的に無効である。緑膿菌感染症に使用できる β-ラクタム系薬としてはペニシリン系であれば PIPC またはピペラシリン/タゾバクタム（PIPC/TAZ）、セファロスポリン系薬であれば CAZ や CFPM、カルバペネム系薬であれば MEPM などがある。またアミノグリコシド系薬〔GM、トブラマイシン（TOB）、AMK など〕、フルオロキノロン系薬〔CPFX やレボフロキサシン（LVFX）など〕なども抗緑膿菌活性を有する。

通常は有効性、安全性がともに高い β-ラクタム系薬を第一選択として使用する。

2 併用療法

緑膿菌感染症においては抗緑膿菌活性を有する抗菌薬を2剤以上併用することがある。併用の根拠としては大きく2種類あり、一つは緑膿菌の薬剤感受性が判明していない段階でいわゆる「外してしまう」リスクを低減させること、もう一つは「相乗効果（シナジー）」を狙うことである。

緑膿菌の薬剤感受性については院内感染対策サーベイランス（Japan Nosocomial Infections Surveillance：JANIS）の報告をみても、高い抗菌薬でも感受性率は85％前後にとどまっている（表2）のが現状である。したがって、まずは自施設での「アンチバイオグラム」を確認し、自施設の緑膿菌がどの抗菌

4 MDRP | 185

表 2　抗緑膿菌活性を有する抗菌薬

系　統	抗菌薬（略号）	JANIS 感受性[9] （2016 年 1〜12 月）
ペニシリン系	ピペラシリン（PIPC） ピペラシリン/タゾバクタム（PIPC/TAZ）	79% 82.6%
セファロスポリン系	セフタジジム（CAZ） セフェピム（CFPM）など	85.6% 84.8%
カルバペネム系	メロペネム（MEPM）など	81.9%
モノバクタム系	アズトレオナム（AZT）	71.5%
アミノグリコシド系	ゲンタマイシン（GM） トブラマイシン（TOB）など	86.6% —
キノロン系	シプロフロキサシン（CPFX） レボフロキサシン（LVFX）など	— 81.9%
その他の抗菌薬	ホスホマイシン（FOM）など	—

薬に薬剤感受性率が高いのかを把握して初期抗菌薬を選択するべきである。特に敗血症性ショックや髄膜炎など致命的な感染症では β-ラクタム系薬とアミノグリコシド系薬などを併用して開始せざるをえないこともある。

　緑膿菌に対する β-ラクタム系薬とアミノグリコシド系薬の相乗効果については 1950 年代から報告があるが、実際には臨床的な有効性は明確には証明されていない。有効性に関する報告の多くが基礎的検討であることや、臨床的有効性を証明した研究でも、単剤治療群がアミノグリコシド系薬単剤であるなど適切とはいえない治療群を対象にしているものが多いことに注意が必要である。

4　緑膿菌の薬剤耐性と多剤耐性緑膿菌

1　緑膿菌の薬剤耐性機序

　前述のように緑膿菌は AmpC と呼ばれる β-ラクタマーゼを産生し、さまざまな β-ラクタム系薬に耐性を示すが、そのほかにもさまざまな耐性機序を有し、さまざまな抗菌薬に耐性を示す（表 3）。これらの薬剤耐性機序は複数同時に存在することも多い。例えば AmpC 型 β-ラクタマーゼの産生量の増加にカルバペネム系薬の透過孔である OprD タンパクの変異が同時に存在すると、カ

表3　緑膿菌の薬剤耐性機序と具体例

薬剤耐性機序	具体例
薬剤分解酵素産生	AmpC 型 β-ラクタマーゼ産生によるアンピシリン（ABPC）やセファゾリン（CEZ）などの分解 ESBL 産生によるセファロスポリン系薬の分解 メタロ-β-ラクタマーゼ産生によるカルバペネム系薬の分解
修飾不活化酵素の産生	アミノグリコシド系薬修飾酵素の産生によるアミノグリコシド系薬の無効化
抗菌薬透過性の低下	各種物質の透過孔である OprD タンパクの変異や欠損によるカルバペネム系薬への耐性
多剤排出ポンプの活性化	各種抗菌薬の細胞外への排泄
抗菌薬作用点の変異	DNA ジャイレースやトポイソメラーゼの変異によるフルオロキノロン系薬への耐性

ESBL：extended-spectrum β-lactamase（基質特異性拡張型 β-ラクタマーゼ）

ルバペネム系薬に対する高度耐性化がみられる。

　メタロ-β-ラクタマーゼ産生は緑膿菌の重要なカルバペネム耐性機序であり、プラスミドによって菌間の伝達が起こるため、院内感染対策上も非常に重要である。さらにメタロ-β-ラクタマーゼの原因遺伝子の近傍にアミノグリコシド修飾酵素の遺伝子も同時に存在することがあり、多剤耐性を獲得しやすいことにも注意が必要である。

2 多剤耐性緑膿菌（MDRP）の疫学と治療

a．MDRP の疫学

　多剤耐性緑膿菌（multidrug-resistant *Pseudomonas aeruginosa*：MDRP）は感染症法上は表4を満たす緑膿菌と定義されている。JANIS 検査部門（2017年 1〜12 月）によると緑膿菌は 184,472 名から検出され、そのうち MDRP は 1,410 名から検出されたことから、緑膿菌に占める MDRP の割合は約 0.8% と計算される。検出される頻度は多いとはいえず、またそのうち感染症を起こしている割合は一部であることから、近年では実際に MDRP 感染症を治療しなければならない機会はごく限られているといえよう。また MDRP の検出頻度は減少傾向であることも知られている。

表4 MDRP の判定基準

抗菌薬（略号）	判定	MIC	阻止円の直径
イミペネム（IPM）	R	$\geqq 16\,\mu g/mL$	$\leqq 13\,mm$
シプロフロキサシン（CPFX）	R	$\geqq 4\,\mu g/mL$	$\leqq 15\,mm$
アミカシン（AMK）	R	$\geqq 32\,\mu g/mL$	$\leqq 14\,mm$

MIC：minimum inhibitory concentration（最小発育阻止濃度）

b．コリスチン（CL）

　MDRP 感染症治療の第一選択はポリペプチド系薬の抗菌薬である CL である。CL は細菌の外膜に結合することにより抗菌活性を発揮し、緑膿菌のほかにはアシネトバクター属、大腸菌、クレブシエラ属、エンテロバクター属、シトロバクター属などには殺菌的な抗菌作用を示すが、グラム陽性菌、プロテウス属、セラチア属、嫌気性菌などには無効である。また外膜のリポポリ多糖体（lipopolysaccharide：LPS）構造の変異による CL 耐性株が報告されている。CL の主な副作用は腎障害と神経障害である。腎障害は用量依存的に発現頻度が高まると考えられているが、可逆的で使用中止により回復する。腎障害は早期から発現することが多いので、投与開始以降 3 日ごとを目安に腎機能検査を実施する。

3 その他の MDRP 感染症の治療

　海外では ceftazidime-avibactam や ceftolozane-tazobactam など新しい抗菌薬が使用されているが、日本では入手できず使用できない（ceftolozane-tazobactam は 2019/1/8 に日本でも製造販売承認）。既存の抗菌薬の有効性を最大限に活用する方法として、①抗菌薬の増量、②時間依存性抗菌薬の投与時間の延長、③併用などの方法、が報告されている。特に β-ラクタム系薬については、なるべく最大投与量で投与時間を延長して（1 回 4～8 時間、あるいは持続投与）使用する。ただし最初に負荷投与（ローディング）を行って、いったん血中濃度を上げておく必要がある。

　併用療法については、β-ラクタム系薬とアミノグリコシド系薬や、マクロライド系薬とアミノグリコシド系薬、ホスホマイシン（FOM）とカルバペネム系

188 Ⅱ　各　論：B 耐性菌別抗菌薬治療

薬、CL とリファンピシン（RFP）などさまざまな報告があるが、RCT などで有効性が証明された組み合わせはない。

日本では BC プレート'栄研'（ブレイクポイント・チェッカーボード・プレート）（栄研化学）という微量液体希釈法によって各種抗菌薬の併用に対する薬剤感受性をみる試薬が販売されており、それを利用した検討なども報告されている[10]。

5 症　例

> **症例 1** 70 歳代、男性。基礎疾患に糖尿病、肺気腫、気管支喘息がある。10 月×日に尿閉を主訴に泌尿器科を受診し、LVFX が投与された。
>
> 12 月×日に発熱を認めたため救急外来を受診したところ、インフルエンザ A 陽性であり、また胸部 X 線検査で肺炎像を認めたため緊急入院となった。インフルエンザに対してペラミビルが投与され、喀痰からは肺炎桿菌（ESBL 産生）および MRSA が検出された。PIPC/TAZ が開始されたが肺炎が改善しないため、ドリペネム（DRPM）に変更された。その後も呼吸状態は改善せず、CO_2 ナルコーシスが出現したため非侵襲的陽圧換気法（noninvasive positive pressure ventilation：NPPV）が行われた。1 月×日に急激に血圧が低下したため血液培養を採取したところ、MDRP が検出された。薬剤感受性（表 5）をみて CL（2.5 mg/kg、12 時間ごと）と CAZ（2 g、8 時間ごと）の併用療法を開始した。腎機能は正常であった。CL は計 14 日間投与した。その後状態は徐々に改善し、気管切開を行い療養型医療施設へ転院となった。
>
> ＊　　　　＊　　　　＊
>
> 検出された MDRP はメタロ-β-ラクタマーゼは産生していなかった。本症例は LVFX、PIPC/TAZ、DRPM といった抗菌薬が順番に使用され、MDRP の出現の布石となった可能性がある。

4　MDRP | **189**

表 5 症例 1：MDRP の薬剤感受性検査

抗菌薬（略号）	MIC	判定
ピペラシリン（PIPC）	≧128	R
タゾバクタム/ピペラシリン（TAZ/PIPC）	16	S
セフタジジム（CAZ）	4	S
アズトレオナム（AZT）	16	I
セフェピム（CFPM）	8	S
イミペネム/シラスタチン（IPM/CS）	≧16	R
メロペネム（MEPM）	≧16	R
ゲンタマイシン（GM）	≧16	R
トブラマイシン（TOB）	≧16	R
アミカシン（AMK）	≧64	R
レボフロキサシン（LVFX）	≧8	R
シプロフロキサシン（CPFX）	≧4	R
ホスホマイシン（FOM）	≧256	R
スルファメトキサゾール/トリメトプリム (ST 合剤)	≧320	R
コリスチン（CL）	2	S

症例 2　40 歳代から気管支拡張症で通院中であり、近年は頻回に急性増悪を繰り返し、1 年間に 3〜4 回緊急入院するような状況であった。

20 ○○年△月にも急性増悪のため緊急入院し、喀痰から緑膿菌が検出され、CAZ と TOB を 14 日間投与した。退院後に急性増悪を来し、その際は外来で CPFX を投与し改善した。さらにその後、急性増悪を来したため緊急入院となった。入院時の喀痰からペニシリン感受性肺炎球菌と MDRP（メタロ-β-ラクタマーゼ産生）が検出された。このときは急性増悪の原因は肺炎球菌と判断し、ABPC で治療した。その後に再検した喀痰では緑膿菌が検出されたが、多剤耐性ではなかった（表 6）。

＊　　　　＊　　　　＊

緑膿菌に限らず、抗菌薬の存在下では多剤耐性化が進むが、抗菌薬が存在しなければ薬剤感受性が回復することも多い。「押してダメなら引いてみる」ではないが、薬剤耐性菌で困っているときは、可能であればいったんすべての抗菌薬を中止して薬剤感受性の回復を待つのも一つである[11]。

表6　症例2

抗菌薬（略号）	MDRP（メタロ-β-ラクタマーゼ産生）		再検時の緑膿菌	
ピペラシリン（PIPC）	32	R	8	S
セフタジジム（CAZ）	≧64	R	4	S
アズトレオナム（AZT）	16	R	8	S
セフェピム（CFPM）	≧64	R	2	S
イミペネム/シラスタチン（IPM/CS）	≧16	R	≦1	S
メロペネム（MEPM）	≧16	R	≦0.25	S
ゲンタマイシン（GM）	≧16	R	2	S
トブラマイシン（TOB）	≧16	R	2	S
アミカシン（AMK）	≧64	R	4	S
レボフロキサシン（LVFX）	≧8	R	≧8	R
シプロフロキサシン（CPFX）	≧4	R	≧4	R
スルファメトキサゾール/トリメトプリム(ST合剤)	≧320	R	80	R

6 MDRPの感染対策

　緑膿菌は水廻りの常在菌であり、シンクや汚物槽などに生着している。またバイオフィルムを形成するため、簡単な清掃や消毒では除去することができないことから、院内感染やアウトブレイクの原因になりやすい。実際に日本でもMDRPのアウトブレイクはたびたび報告されている。また近年では外国、特に東南アジアで医療を受けた患者がMDRPを保菌し、日本の病院で拡散させる事例が散見される。このような患者はほかにバンコマイシン耐性腸球菌や、カルバペネム耐性腸内細菌科細菌（carbapenem-resistant *Enterobacteriaceae*：CRE）などを保菌していることもあり、海外での医療機間受診歴を確認するようにしたい。

　MDRPが検出された患者に対しては厳密な接触予防策を適応する。すなわち患者は個室隔離とし、職員は入室時にガウンおよび手袋を装着し、退室時に脱ぐ。患者に使用する物品は可能なかぎり患者専用とし、やむをえず共有する場合はアルコールなどで消毒を行う。

【 文 献 】

1) Bartlett RC, Mazens-Sullivan MF, Lerer TJ. Differentiation of *Enterobacteriaceae*, *Pseudomonas aeruginosa*, and *Bacteroides* and *Haemophilus* species in Gram-stained direct smears. Diagn Microbiol Infect Dis 1991 ; 14 : 195-201.

2) Gellatly SL, Hancock RE. *Pseudomonas aeruginosa* : new insights into pathogenesis and host defenses. Pathog Dis 2013 ; 67 : 159-73.

3) 日本呼吸器学会成人肺炎診療ガイドライン 2017 作成委員会編. 成人肺炎診療ガイドライン 2017. 東京：日本呼吸器学会；2017.

4) Boyton RJ, Altmann DM. Bronchiectasis : current concepts in pathogenesis, immunology, and microbiology. Annu Rev Pathol 2016 ; 11 : 523-54.

5) Pritt B, O'Brien L, Winn W. Mucoid *Pseudomonas* in cystic fibrosis. Am J Clin Pathol 2007 ; 128 : 32-4.

6) Funada H, Matsuda T. Changes in the incidence and etiological patterns of bacteremia associated with acute leukemia over a 25-year period. Intern Med 1998 ; 37 : 1014-8.

7) Nakane T, Tamura K, Hino M, et al. Cefozopran, meropenem, or imipenem-cilastatin compared with cefepime as empirical therapy in febrile neutropenic adult patients : a multicenter prospective randomized trial. J Infect Chemother 2015 ; 21 : 16-22.

8) Church D, Elsayed S, Reid O, et al. Burn wound infections. Clin Microbiol Rev 2006 ; 19 : 403-34.

9) 厚生労働省. 院内感染対策サーベイランス事業. https://janis.mhlw. go.jp（2018 年 9 月閲覧）

10) Nakamura I, Yamaguchi T, Tsukimori A, et al. Effectiveness of antibiotic combination therapy as evaluated by the Break-point Checkerboard Plate method for multidrug-resistant *Pseudomonas aeruginosa* in clinical use. J Infect Chemother 2014 ; 20 : 266-9.

11) Andersson DI, Hughes D. Antibiotic resistance and its cost : is it possible to reverse resistance? Nat Rev Microbiol 2010 ; 8 : 260-71.

（笠原　敬）

II. 各　論：B 耐性菌別抗菌薬治療

5 MDRAB

KEY WORDS

- アウトブレイク
- アシネトバクター属菌
- multidrug-resistant *Acinetobacter baumannii*（MDRAB）
- 接触感染予防策

POINTS

- 治療可能な抗菌薬は限られている。
- 1 人でも検出されたらアウトブレイクを疑う。
- アウトブレイクしたときは関連部署のコミュニケーションが重要である。

── は じ め に ──

　アミノ配糖体系、フルオロキノロン系、カルバペネム系薬に対して耐性を示す多剤耐性グラム陰性桿菌は治療困難な感染症を引き起こす可能性があり、世界的な問題である。その中でも多剤耐性アシネトバクター属菌（multidrug-resistant *Acinetobacter* species：MDRA）、特に multidrug-resistant *Acinetobacter baumannii*（MDRAB）は治療のみならず感染制御の点からも特に重要である。アウトブレイクは日本においても報告されており、それは主に ICU のことが多い。一度 ICU でアウトブレイクすれば ICU 閉鎖となりうるため日本でも注目されている。本稿では、MDRAB の特徴とともにアウトブレイク時の対応について述べる。

5　MDRAB　193

1 MDRAB とは？

　日本において MDRAB は、グラム陰性桿菌に有効性が期待されるアミノ配糖体系、フルオロキノロン系、カルバペネム系の３系統の抗菌薬に耐性を獲得したアシネトバクター・バウマニ（*Acinetobacter baumannii*）を指す。現在、感染症法では多剤耐性の *Acinetobacter* で一定の基準を満たしたものを「薬剤耐性アシネトバクター」と定義している[1]。感染症患者が発生した場合、全数報告対象の５類感染症として保健所を介して厚生労働省への届け出義務が発生する。「薬剤耐性アシネトバクター」は法令用語であって、医学用語ではないことに注意が必要である。例えばフルオロキノロン系とアミノ配糖体系の二系統に耐性のある株による感染症患者が発生した場合は、感染症法上は届け出の義務はないが、感染制御の点において制御策を講じる必要がある[2]。

2 細菌学的特徴

　生来 *A. baumannii* の染色体上に OXA-51 というカルバペネマーゼを産生する遺伝子（bla_{oxa-51}）が存在する。ただし、bla_{oxa-51}の上流に、遺伝子発現のためのプロモーターが存在しないため、OXA-51 は産生されない。つまり、カルバペネム耐性を示さないことになる。しかし、bla_{oxa-51}の上流にプロモーター活性をもつ配列が挿入されると、bla_{oxa-51}が発現し OXA-51 を産生することでカルバペネム耐性を示すことになる[3]。

　MDRAB は、カルバペネム耐性とともにフルオロキノロン系やアミノ配糖体系薬に耐性を示す。フルオロキノロン耐性は、DNA 複製に関与する酵素のキノロン耐性領域のアミノ酸置換や排出ポンプの機能亢進が寄与している。アミノ配糖体耐性は、アセチル化やリン酸化する酵素の産生が寄与している[4]（表1）。

194 　Ⅱ　各　論：B 耐性菌別抗菌薬治療

表1　MDRAB の耐性機序

抗菌薬	耐性機序	染色体性遺伝子変異	外来性遺伝子獲得
カルバペネム系	メタロ-β-ラクタマーゼ産生		○
	OXA 型 β-ラクタマーゼ産生		○
	AmpC 型 β-ラクタマーゼ過剰産生 or 変異	○	
	外膜ポーリンタンパク減少	○	
	排出システム発現亢進	○	
アミノ配糖体系	修飾酵素の産生		○
	16S rRNA メチル化		○
	排出システム発現亢進	○	
キノロン系	DNA ジャイレースとポイソメラーゼⅣ変異	○	
	排出システム発現亢進	○	

(Peleg AY, Seifert H, Paterson DL, et al. *Acinetobacter baumannii* : emergence of a successful pathogen. Clin Microbiol Rev 2008 : 21 : 538-82 より抜粋引用)

3 MDRAB の検出状況

1 国内状況

　現在までに MDRAB のアウトブレイク事例として、2008 年韓国からの持ち込み例を契機にした福岡県の大学附属病院にはじまり、2009 年から 2010 年にかけて東京都の大学附属病院、2014 年ラオスおよびタイからの持ち込み例を契機にした三重県の大学附属病院の事例が公表されている。単発の分離事例として 2009 年に千葉県、2010 年に愛知県から報告されている。厚生労働省の院内感染対策サーベイランス（Japan Nosocomial Infections Surveillance : JANIS）の報告によると、2017 年 1 月から 9 月までに報告され MDRAB と判定された患者数は 2,146,735 名中 58 名（0.00003％）と報告されている[5]（表2）。

表 2　JANIS の MDRA サーベイランスデータ

年	患者数（人）	分離率（%）	検体提出患者数（人）	分離された施設の割合（%）
2012	163	0.01	1,453,969	4.4
2013	102	0.01	1,584,041	3.8
2014	116	0.01	1,747,538	3.4
2015	143	0.01	2,551,541	2.6
2016	130	0.01	2,745,096	2.4
2017/1~9	58	0.003	2,146,735	—

〔厚生労働省院内感染対策サーベイランス事業. 検査部門　JANIS（一般向け）期報・年報. https://janis.mhlw.go.jp/report/kensa.html（2018 年 8 月閲覧）より抜粋引用〕

2 ｜ 国外状況

　MDRAB は 1990 年初頭に人工呼吸器関連肺炎（ventilator-associated pneumonia：VAP）など数多く報告されてきた[6]。2000 年ごろからヨーロッパで流行した European clone I、European clone II の系統株が世界中に拡散し、multi locus sequence typing（MLST）法のデータベース（http://pubmlst.org/abaumannii/）に登録されている。登録株数が最も多い sequence type（ST）は ST92 とその類縁株（clonal complex 92：CC92）は European clone II 系統の株である。スペイン、オランダ、ドイツ、イギリス、イタリア、ポルトガル、チェコ、中国、韓国、タイ、オーストラリア、アメリカで分離されている[7]。院内ではどこでもアウトブレイクを起こしうるが、海外からの報告の大部分は ICU で発生しており、アウトブレイクのリザーバーとして患者の腸管が指摘されている。

症例 1

＜単独検出事例＞[8]

　59歳、男性。2010年アラブ首長国連邦渡航中に、外傷により現地病院にて外科手術を施行された。その後愛知県の大学附属病院に転院搬送され、ICU管理となった。

　アラブ首長国連邦の病院で提出された培養検査でアシネトバクター属菌株が検出され、タゾバクタム/ピペラシリン（TAZ/PIPC）、コリスチン（CL）、アミカマイシン（AMK）などの抗菌薬が使用された。ICU入室後からドリペネム（DRPM）が開始された。その後植皮術が施行され、ICUを退出した。

　入院時の創部培養から *A. baumannii* が検出された。この *A. baumannii* 菌株は、微量液体希釈法により β-ラクタム系薬〔セファゾリン（CEZ）、セフォチアム（CTM）、セフタジジム（CAZ）、セフトリアキソン（CTRX）、セフォゾプラン（CZOP）、セフェピム（CFPM）、スルバクタム/アンピシリン（SBT/ABPC）〕、カルバペネム系薬〔イミペネム（IPM）〕、キノロン系薬〔レボフロキサシン（LVFX）〕に耐性を示した。アルベカシン（ABK）の感受性は、KBディスク®（栄研化学）法でS、自動同定機器ライサス®（日水製薬）でのMIC（minimum inhibitory concentration；最小発育阻止濃度）2 μg/mLであった。BCプレート‘栄研’MDRP用®プレート（栄研化学）を用いたチェッカーボード法では、CL＋MEPM（メロペネム）、CL＋CAZ、CL＋AZT（アズトレオナム）、CL＋CPFX、CL＋RFP（リファンピシン）、のすべての濃度に発育阻止を認めた。

　これらの結果からDRPMを中止し、ABKが開始された。アシネトバクター属分離菌株のABK感受性の推移を示す。入院2日目検出株は2 μg/mL、入院10日目検出株は4 μg/mLであったが、全身状態は保たれていたためABKを継続された。入院40日目検出株は＞32 μg/mLであったため、入院49日目にABKを中止した。創部感染徴候は消失傾向だった。入院3ケ月目検出株の薬剤感受性は、入院時と同様にβ-ラクタム系、カルバペネム系、キノロン系に耐性を示したままであった。

5　MDRAB ｜ **197**

症例 2 ＜アウトブレイク事例＞[9)]
2008年12月福岡県の大学附属病院救命救急センター（ER）に入院歴のある7名の患者から特殊な薬剤感受性パターンを示す*A. baumannii*が検出されたことが判明した。この株はカルバペネム系、キノロン系、アミノ配糖体系薬に耐性を示す初めての*A. baumannii*だったが、ミノサイクリン（MINO）およびCLの感受性は保たれていた。

同じ感受性パターンを示す*A. baumannii*が最初に検出されたのは、同年10月に韓国から人工呼吸器管理下で救命救急センター集中治療室へ転院となった患者の入院当日の気管吸引液からだった。その後周囲への注意喚起とともに、菌の検出のいかんを問わず積極的な接触感染予防策の強化策が導入された。さらに、医療機器の監視培養検査を行った。12月初旬の初回検査では*A. baumannii*は検出されなかった。しかしその1ヶ月後に2回目の検査を行ったところ、同菌が使用済みのバイトブロックおよび患者周辺の環境から検出された。これを受けて、バイトブロック・口腔吸引カテーテルの個人専用化と患者周辺の環境の入念な消毒を行った。また、救命救急センターの患者受け入れを一時中止し、国立感染症研究所の調査をうけることになった。

最終的にMDRABが検出されたのは2009年1月末までに検査された計26名に上った。26名の分離株の解析結果は、パルスフィールド・ゲル電気泳動法で同一パターンであり、韓国での流行株にみられるOXA型カルバペネマーゼをもつことが判明した。その後新規のMDRABは検出されなかった。

4 治 療 （表3）

MDRABに対して有効性が期待できる抗菌薬は極めて限られている。現在のところ、チゲサイクリン（TGC）やCLの使用が一般的である。しかし、すでに海外からの報告ではこれらの抗菌薬に耐性を獲得した株が出現している[10,11)]。

表 3　MDRAB の治療

1 剤目	2 剤目
チゲサイクリン（TGC）	コリスチン（CL） スルバクタム（SBT） リファンピシン（RFP） メロペネム（MEPM）
コリスチン（CL）	コリスチン（CL） スルバクタム（SBT） リファンピシン（RFP） メロペネム（MEPM）

1 剤目	2 剤目	3 剤目
コリスチン（CL）	チゲサイクリン（TGC）	スルバクタム（SBT）

(Kirati K, Khachen K, Surasak S, et al. Comparative efficacy and safety of treatment options for MDR and XDR *Acinetobacter baumannii* infections : a systematic review and network meta-analysis. J Antimicrob Chemother 2018 ; 73 : 22-32 より抜粋引用)

MDRAB の菌血症を伴う重症感染症において、TGC、CL 単剤療法および TGC、CL を key drug にした併用療法の臨床効果と微生物学的除去効果を検討したシステマティックレビューによると、CL＋TGC＋SBT の三剤併用療法が他の抗菌薬の組み合わせに比較し臨床効果および微生物学的除去効果は高かった[12]。今後抗菌薬以外の選択肢として、①キレート剤、②抗菌ペプチド、③バクテリオファージなどがある。

1　キレート剤

微生物の増殖に必要な微量金属元素として Fe、Zn などがある。*A. baumannii* の Fe キレート剤として硝酸ガリウム（トランスフェリンで増殖抑制効果が増強される）[13]、Zn キレート剤としてカルプロテクチン（好中球細胞質内のタンパク質の一つ、Ca 結合タンパク質であると同時に、Zn とも強く結合する）が報告されている[14]。

2　抗菌ペプチド

CL 耐性株に対して単独使用では感受性が低下した CPFX やスルファメトキサゾール/トリメトプリム（ST 合剤）、または CL などの特定の抗菌薬と Mastoparan という抗菌ペプチドを組み合わせることで大きな抗菌活性を示したという報告がある[15]。

3 バクテリオファージ

バクテリオファージは細菌に感染するウイルスの総称である。バクテリオファージが細菌に感染することで細菌の細胞壁を溶解するエンドリシンが産生される。A. baumannii のバクテリオファージ（ΦABP-01）や、そこから産生されるエンドリシン（LysABP-01）はすでに存在している。LysABP-01 とさまざまな抗菌薬との相乗作用を試験したところ、CL との組み合わせにおいて最も抗菌活性を示したという報告があり[16]、今後の臨床応用が期待される。

5 アウトブレイク時の対応

日本環境感染学会から、多剤耐性グラム陰性菌のアウトブレイク時の対応で重要なことは以下の7点であると提言されている[17]。

① 細菌検査室と感染対策部門の連携が重要

多剤耐性グラム陰性菌の検出は患者の治療上も重要な情報であるが、感染対策を講じるうえでも重要な情報であるため、主治医および感染対策部門にも伝達されなければならない。対象病原体の基準を設定し、該当した病原体が検出された場合には自動的にアラームを発する培養結果管理システムを構築するのも一つの方法である。

② 疑うタイミングは1人でも分離された時

一般的に対象病原体が期待値以上に検出されたときに集簇事例と定義し、さらに相互の分離株に関連性がある場合にアウトブレイクと定義されている。厚生労働省の通知にあるように MDRAB のような多剤耐性菌は検出されないことが基本線で、1例でも検出されれば非常事態と考え、アウトブレイクに準じて初期対応すべきである。

③ 初期対応は患者以外への対応も重要

　対象病原体が検出された場合、細菌検査室は速やかに主治医と感染対策部門に通知する。患者対応のみならず重要なのは患者以外への対応である。入院患者であれば、該当している病棟スタッフや患者ケアにかかわるすべての人に伝える。厳密な接触感染予防策の必要性を説明し、実際にデモンストレーションを行う。該当患者は可能なかぎり個室管理が好ましい。対象病原体が検出された時点で、周囲の他の患者に伝播していることを考慮する。なおかつ他の保菌者から2次伝播した可能性も考慮しなければならない。そのため伝播規模の特定のために積極的な保菌スクリーニングを行うことが推奨される。スクリーニングの対象者は同室患者を始め、状況に応じて同じようなリスクをかかえる患者まで広げる。検体として気管内チューブ吸引物、喀痰、カテーテル尿、創部が推奨される。

④ 複数患者から同様の株が検出されたときは、アウトブレイクの真偽を検討

　対象病原体の検出例がまとまって確認された場合は、相互に関連性があるか検討する必要がある。まずは疫学的関連性の有無を確認し、必要に応じ分子疫学的手法を用いて遺伝的関連性を確認することも必要である。

⑤ 積極的な保菌スクリーニング、接触感染対策の強化、コホーティング、個室管理が重要

　多剤耐性菌の場合は1例検出されたときの対策内容が重要になる。アウトブレイクに準じた対策を適切なタイミングで行い、感染拡大を予防することが必要である。該当患者と同室患者やリスクのある患者に対する積極的な保菌スクリーニングで新規検出があれば感染対策の強化、スクリーニングを繰り返し、環境整備および消毒を検討する。

　またシンクの排水溝などに菌が定着しアウトブレイクの原因になるときは、排水溝から排水管までバイオフィルム形成がみられ、簡単には除去できないと報告されている[18]。

　そのような際には排水管自体を交換する必要がある。またMDRABは環境汚染が強いことで知られており、環境を介して水平伝播することが考えられる。対象患者が退室した後の環境の清掃とともに使用していた器物を十分消毒するterminal cleaningを徹底してから、次の患者を入室させることが必要である。

⑥ 早急に行政への連絡要否について検討

　平成 26 年に厚生労働省の通知で「医療機関内での院内感染対策を実施した後、同一医療機関内で同一菌種の細菌または、共通する薬剤耐性遺伝子を含有するプラスミドを有すると考えられる細菌による感染症の発病症例が多数に上る場合（目安として 1 事例につき 10 名以上となった場合）または当該院内感染対策事業との因果関係が否定できない死亡者が確認された場合には、管轄する保健所に報告または相談することが望ましい。」と記載されている[19]。アウトブレイクに対して対策を講じても MDRAB の検出が続く場合は、専門家による終息に向けた疫学調査の指導や支援などが必要なことがある。こうした支援を受けることができるように、医療機関相互のネットワークを構築し、日常的な相互協力関係を築いておくことが重要である。

⑦ アウトブレイクの終息確認・再発防止策について検討

　アウトブレイクの終息を確認しなければ、現場や感染対策部門は疲弊し、他の業務へ支障を来す可能性がある。そのためなんらかの基準を設け、基準を満たし場合通常体制に切り替えることを定めておくことが望ましい。終息を確認した場合でも、再発防止策を講じることが重要である。

── おわりに ──

　MDARB の特徴とともにアウトブレイク時の対応について概説した。MDRAB は欧米などの先進国のみならず途上国においても蔓延とそれによる感染症の増加が問題となっている。日本においては MDRAB の分離率は 0.01 ％以下で推移しており、海外と大きく様相が異なる。しかし将来も同様に低い分離率で推移できるかどうかは MDRAB への監視および適切な感染予防策を継続することが何よりも重要である。

【 文　献 】

1)　厚生労働省．薬剤耐性アシネトバクター．http://www.mhlw.go.jp/bunya/kenkou/kekkaku-kansenshou11/01-05-43-01.html（2018 年 8 月閲覧）．
2)　荒川宜親．多剤耐性 *Acinetobacter* 感染症の全例報告化の意義─多剤耐性 *Acinetobacter* と感染症法．モダンメディア 2015；61：193-201．

3) Higgins P, Dammhayn C, Hackel M, et al. Global spread of carbapenem-resistant *Acinetobacter baumannii*. J Antimicrob Chemother 2010；65：233-8.

4) Peleg AY, Seifert H, Paterson DL, et al. *Acinetobacter baumannii*：emergence of a successful pathogen. Clin Microbiol Rev 2008；21：538-82.

5) 厚生労働省院内感染対策サーベイランス事業．検査部門　JANIS（一般向け）期報・年報．https://janis.mhlw.go.jp/report/kensa.html（2018年8月閲覧）．

6) Go ES, Urban C, Burns J, et al. Clinical and molecular epidemiology of *Acinetobacter* infections sensitive only to polymyxin B and sulbactam. Lancet 1994；344：1329-32.

7) Diancourt L, Passet V, Nemec A, et al. The population structure of *Acinetobacter baumannii*：expanding multiresistant clones from an ancestral susceptible genetic pool. PLoS One 2010；5：e10034.

8) 山岸由佳，三鴨廣繁．愛知県の大学病院における多剤耐性 *Acinetobacter* の検出事例．病原微生物検出情報（IASR）2010；31：200-1．

9) 高田　徹．韓国からの持ち込み例を端緒とした多剤耐性 *Acinetobacter baumannii* によるアウトブレイク事例．病原微生物検出情報（IASR）2010；31：197-8．

10) Valencia R, Arroyo LA, Conde M, et al. Nosocomial outbreak of infection with pan-drug-resistant *Acinetobacter baumannii* in a tertiary care university hospital. Infect Control Hosp Epidemiol 2009；30：257-63.

11) Navon-Venezia S, Leavitt A, Carmeli Y, et al. High tigecycline resistance in multidrug-resistant *Acinetobacter baumannii*. J Antimicrob Chemother 2007；59：772-4.

12) Kirati K, Khachen K, Surasak S, et al. Comparative efficacy and safety of treatment options for MDR and XDR *Acinetobacter baumannii* infections：a systematic review and network meta-analysis. J Antimicrob Chemother 2018；73：22-32.

13) Louis de L, Greg H, Rhonda K, et al. *In vitro* and *in vivo* biological activities of iron chelators and gallium nitrate against *Acinetobacter baumannii*. Antimicrob Agents Chemother 2012；56：5397-400.

14) Hood MI, Mortensen BL, Moore JL, et al. Identification of an *Acinetobacter baumannii* zinc acquisition system that facilitates resistance to calprotectin-mediated zinc sequestration. PLoS Pathog 2012；8：e1003068.

15) Lin CH, Lee MC, Tzen JTC, et al. Efficacy of Mastoparan-AF alone and in combination with clinically used antibiotics on nosocomial multidrug-resistant *Acinetobacter baumannii*. Saudi J Biol Sci 2017；24：1023-9.

16) Thummeepak R, Kitti T, Kunthalert D, et al. Enhanced antibacterial activity of *Acinetobacter baumannii* bacteriophage ΦABP-01 endolysin (LysABP-01) in combination with colistin. Front Microbiol 2016；7：1402.

17) 日本環境感染学会多剤耐性菌感染制御委員会．多剤耐性グラム陰性菌感染制御のためのポジションペーパー第2版．環境感染誌 2017；32 (supplⅢ)．

18) Vergara-López S, Domingeuz MC, Conejo MC, et al. Wastewater drainage system as an occult reservoir in a protracted clonal outbreak due to metallo-β-lactamase-producing *Klebsiella oxytoca*. Clin Microbiol Infect 2013；19：E490-8.

19) 厚生労働省．医療機関における院内感染対策について．厚生労働省医政局地域医療計画課長通知．平成26年12月19日．https://www.mhlw.go.jp/topics/bukyoku/isei/i-anzen/hourei/dl/141219-1.pdf（2018年8月閲覧）

（西村　光司、森岡　一朗）

キーワード索引

和文

【あ】
アウトブレイク…193
アクションプラン…3
アシネトバクター属菌
…193

【い】
遺伝子検査法…129
医療関連感染症…129

【え】
壊死性筋膜炎…67
壊死性軟部組織感染症
…67

【か】
喀痰品質評価…91
ガス壊疽…67
カテーテル由来血流感染
症…115
カルバペネマーゼ産生腸
内細菌科細菌…159
カルバペネム…159
カルバペネム系…169
カルバペネム系抗菌薬
…27
カルバペネム耐性腸内細
菌科細菌…159
カルバペネム耐性肺炎球
菌…81
感染症診療の原則…55
感染対策…3
感染と定着…143

【き】
基質特異性拡張型 β-ラ
クタマーゼ…169

【け】
経験的抗菌薬治療
…27, 91
経験的治療…103
劇症型溶血性連鎖球菌感
染症…67
原因菌…43

【こ】
抗 MRSA 薬…27
抗菌薬…17
抗菌薬適正使用…3, 129
抗真菌薬…27
コッホの4原則…43
こどもは小さな大人では
ない…55
コリスチン…181

【さ】
最小発育阻止濃度…143

【し】
持続血液濾過透析…17
重症市中肺炎…91
重症度…103
小児の薬物動態…55
ショック肝…17
迅速診断…3

【す】
髄膜炎…81
ステロイド…81

【せ】
接触感染予防策
…169, 193
接触予防策…181
セフメタゾール…169

【た】
タイムライン…43
多剤耐性緑膿菌…181

【ち】
中心ライン関連血流感染
症…115
治療薬物モニタリング
…143

【て】
デ・エスカレーション
…103

【は】
敗血症…17, 27
敗血症性ショック時の体
内動態の変化…143

【ひ】
標的治療…43

【ふ】
フィダキソマイシン
…129
服薬アドヒアランス
…55
プラスミド…169
プロカルシトニン
…91, 103

【へ】
ヘモフィラス・インフル

キーワード索引 205

エンザ菌 b 型…81

【ま】

マキシマムバリアプリ
コーション…115

【め】

メタロ-β-ラクタマーゼ
…181

【や】

薬剤耐性…3
薬物動態学/薬力学…17

【よ】

予防接種…55

【り】

緑膿菌…103

欧　文

【A】

AmpC型β-ラクタマーゼ
…181

【C】

C. difficile トキシン B
…129
CHDF…17
CLABSI…115
CMZ…169
CPE…159
CRBSI…115
CRE…159

【E】

ESBL…169

【F】

FDX…129

【H】

Hib…81

【I】

ICU 入室評価基準…91
IMP-6…159

【L】

LRINEC スコア…67

【M】

MDRAB…193
MDRP…181
MIC…143
MRSA…103
multidrug-resistant
Acinetobacter
baumannii…193

【N】

NAAT…129

【P】

PK/PD…17

【T】

TDM…143

【V】

VPD…81

救急・集中治療領域における感染症診療　　　＜検印省略＞

2019 年 6 月 1 日　　第 1 版第 1 刷発行

定価（本体 4,600 円＋税）

監　修　氏　家　良　人
編集者　重　光　秀　信
　　　　小　林　敦　子
発行者　今　井　　　良
発行所　克誠堂出版株式会社
〒 113-0033　東京都文京区本郷 3-23-5-202
電話（03）3811-0995　振替 00180-0-196804
URL　http://www.kokuseido.co.jp

ISBN 978-4-7719-0521-4 C3047　¥4600E　　　印刷　三報社印刷株式会社
Printed in Japan ©Yoshihito Ujike, Hidenobu Shigemitsu, Atsuko Kobayashi, 2019

・本書の複製権・翻訳権・上映権・譲渡権・公衆送信権（送信可能化権を含む）は克誠堂出版株式会社が保有します。
・本書を無断で複製する行為（複写，スキャン，デジタルデータ化など）は，「私的使用のための複製」など著作権法上の限られた例外を除き禁じられています。大学，病院，診療所，企業などにおいて，業務上使用する目的（診療，研究活動を含む）で上記の行為を行うことは，その使用範囲が内部的であっても，私的使用には該当せず，違法です。また私的使用に該当する場合であっても，代行業者等の第三者に依頼して上記の行為を行うことは違法となります。
・ JCOPY ＜（社）出版者著作権管理機構　委託出版物＞
本書の無断複写は著作権法上での例外を除き禁じられています。複写される場合は，そのつど事前に（社）出版者著作権管理機構（電話 03-5244-5088，Fax 03-5244-5089, e-mail：info@jcopy.or.jp）の許諾を得てください。